KEVIN WOLTER

# BEAST

**Bibliografische Information der Deutschen Nationalbibliothek**
Die Deutsche Nationalbibliothek verzeichnet diese Publikation in der Deutschen Nationalbibliografie. Detaillierte bibliografische Daten sind im Internet über http://d-nb.de abrufbar.

**Für Fragen und Anregungen:**
info@rivaverlag.de

**Wichtiger Hinweis**
Dieses Buch ist für Lernzwecke gedacht. Es stellt keinen Ersatz für eine individuelle medizinische Beratung dar und sollte auch nicht als solcher benutzt werden. Wenn Sie medizinischen Rat einholen wollen, konsultieren Sie bitte einen qualifizierten Arzt. Der Verlag und der Autor haften für keine nachteiligen Auswirkungen, die in einem direkten oder indirekten Zusammenhang mit den Informationen stehen, die in diesem Buch enthalten sind.

Originalausgabe
1. Auflage 2020

Nymphenburger Straße 86
D-80636 München
Tel.: 089 651285-0
Fax: 089 652096



Redaktion: Friedrich Müller
Umschlaggestaltung: Marc-Torben Fischer
Umschlagabbildung: @Dawal97
Fotos: S. 7, 124 @Dawal97; S. 8, 22, 38, 75, 82, 131, 145, 162 Andrey Gutthardt; S. 10, 27l, 42, 47, 56, 64, 70, 142, 143 Kevin Wolter; S. 72, 153, 175 Tim Ludwig; S. 118, 148, 151 Armin Alldag von Holdt
Satz: Ortrud Müller – Die Buchmacher , Köln
Druck: Florjančič Tisk d. o. o., Slowenien
Printed in the EU

ISBN Print 978-3-7423-1206-8
ISBN E-Book (PDF) 978-3-7453-0870-9
ISBN E-Book (EPUB, Mobi) 978-3-7453-0871-6

Weitere Informationen zum Verlag finden Sie unter
**www.rivaverlag.de**
Beachten Sie auch unsere weiteren Verlage unter www.m-vg.de

KEVIN WOLTER

# BEAST

## Wie Bodybuilding mein Leben rettete

Mit meinen besten Tipps für
Training, Motivation und Erfolg

riva

# Inhalt

## Kapitel 4
## Wieder in der richtigen Welt . . . . . . . . . . . . . . . 73



## Kapitel 5
## Plötzlich prominent . . . . . . . . . . . . . . . . . . . . . 125

# Vorwort

Herzlich willkommen, liebe Freunde.

Jetzt also auch noch ein Buch. Aber warum? Ich habe schon längere Zeit mit dem Gedanken gespielt, alles, was ich erlebt und zu erzählen habe, in schriftlicher Form festzuhalten. Nicht, dass ihr mich falsch versteht: Ich liebe meinen YouTube-Kanal und bin dankbar für jeden Einzelnen von euch, der mich auf meinem Weg begleitet und Teil dieser wundervollen Community ist. Aber in Clips, Videos oder Interviews geht immer auch etwas verloren. Man verheddert sich gedanklich oder vergisst etwas. Oder – das passiert leider auch – man muss das Video kürzen, weil sich niemand einen Clip ansieht, der drei oder vier Stunden dauert. Würde ich auch nicht machen.

Deswegen ein Buch. Hier kann ich meine Gedanken besser strukturieren. Und ich kann inhaltlich mehr in die Tiefe gehen, für alle da draußen, die sich dafür interessieren. Da du diese Zeilen gerade liest, zähle ich dich einfach mal dazu. Gerade mich zu fokussieren und Gedanken und Ideen zu kanalisieren, hat immer zu meinen Schwächen gehört. Genau deswegen ist es an der Zeit, einmal ganz in Ruhe von mir zu erzählen. Aber keine Angst, ich habe dieses Ding hier nicht geschrieben, um mich damit selbst zu therapieren. Klar, ihr werdet eine Menge von mir erfahren. Aber hauptsächlich will ich euch mit diesem Buch motivieren und euch zeigen, dass es völlig egal ist, woher ihr kommt oder welche Voraussetzungen ihr mitbringt. Ab einem gewissen Punkt im Leben habt ihr eure Geschichte selbst in der Hand. Also ist es auch allein euer Job, etwas daraus zu machen. Wenn ihr meine Geschichte kennt, könnt ihr euch vielleicht ein paar Probleme ersparen oder, was noch viel besser wäre, dieses Buch dazu nutzen, um euch selbst zu dem zu machen, was ihr schon immer sein wolltet. Ich würde es euch auf jeden Fall gönnen. Und damit ihr auch wirklich etwas mitnehmt, gebe ich hier immer mal wieder ein paar kleine Tipps dafür, wie ihr zum Beast werdet. Beherzigt ihr diese Tipps, dann werdet ihr sicher vorankommen mit allem, was ihr euch im Leben vorgenommen habt.

Wichtig ist mir noch zu sagen, dass ich hier natürlich immer nur aus eigener Erfahrung spreche. Ich verlange von niemandem, dass er alles genau so macht, wie ich es getan habe. Ich bin weder der Messias noch irgendein durchgeknallter Lifestyle-Coach, der behauptet, er hätte die Weisheit mit Löffeln gefressen. Ich bin ich. Und ihr seid ihr.

Also, legen wir los.

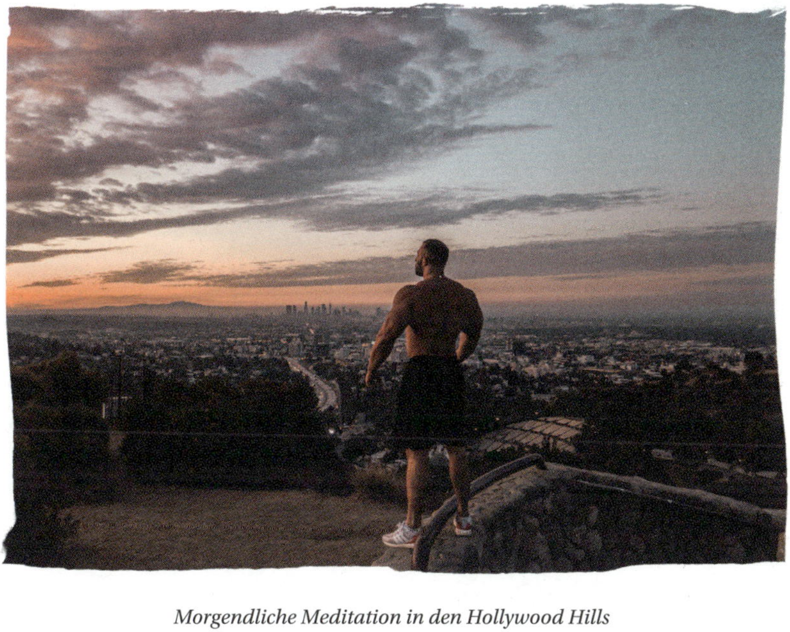

*Morgendliche Meditation in den Hollywood Hills*

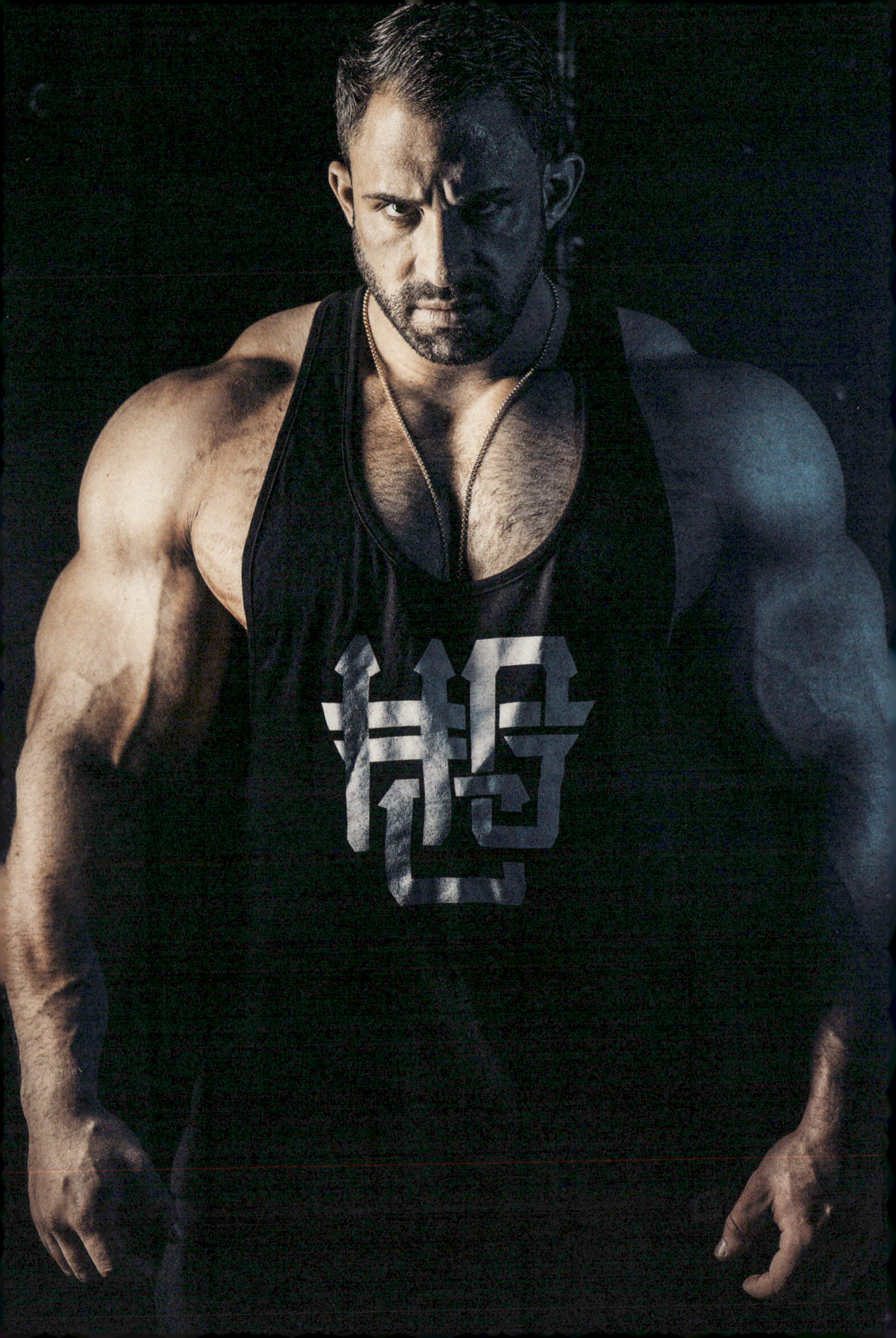

# KAPITEL 1

# DAS FETTE KIND

# Gut behütet

Vielleicht ist es für den Anfang am besten, wenn ich direkt ein Geständnis mache: Ich habe immer mal wieder das Gefühl, es wäre ein kleines Wunder, dass ich überhaupt noch hier stehe. Und dass ich sogar in der Lage bin, euch als einem Teil meiner Community von mir und meinem bisherigen Leben zu erzählen. Selbstverständlich ist die ganze Sache nämlich ganz und gar nicht und in meinem ganz speziellen Fall wirklich doppelt und dreifach nicht. Denn wäre in meinem Leben alles so gelaufen, wie es im Leben nun einmal läuft und es am wahrscheinlichsten ist, dann wäre ich schon lange tot oder säße im Knast. Doch ich lebe noch und im Gefängnis war ich bisher auch noch nicht. Na ja, zumindest nicht so richtig, aber dazu komme ich später. Jedenfalls bin ich noch da und kann euch ein wenig aus meinem bisherigen Leben erzählen. Dass das so ist, verdanke ich einer Menge harter Arbeit, Disziplin, Fleiß, vor allem aber Glück und der Hilfe, die ich auf meinem Weg von anderen bekommen habe.

Wenn ich heute an meine Kindheit denke, dann verbindet mich emotional kaum etwas mehr mit dieser Zeit. Ich habe weder besonders glückliche Erinnerungen noch fallen mir Dinge ein, die ich als besonders belastend bezeichnen würde.

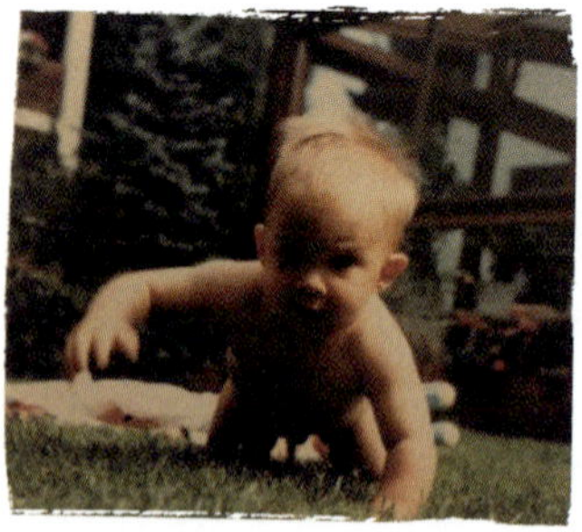

*Mit einem Jahr im Garten meiner Großeltern*

Ich wurde 1987 in einen völlig normalen Berliner Haushalt hineingeboren. Mein Vater arbeitete im Außendienst und schaffte das Geld heran. Währenddessen sorgte meine Mutter als Hausfrau für mich und meine Halbschwester, die sie aus ihrer ersten Ehe mitgebracht hatte. Wir lebten in einer schönen Vierzimmerwohnung mitten in der Stadt und uns fehlte es zumindest finanziell gesehen an nichts.

Mein Vater war ein richtiges Arbeitstier. Er liebte seinen Job und machte ihn, so gut er konnte. Nicht selten verließ er frühmorgens das Haus und war erst am späten Abend wieder zurück. Feste Arbeitszeiten bedeuteten ihm überhaupt nichts. Feierabend war erst, wenn die Arbeit getan war, nicht vorher. Über irgendetwas zu jammern, kam bei ihm überhaupt nicht infrage. Der Mann war und ist bis heute sehr straight und diszipliniert.

Das Verhältnis zwischen meiner Schwester und mir war gut, jedoch hatten wir im alltäglichen Leben nicht ganz so viel miteinander zu tun, was zu einem großen Teil sicher daran gelegen hatte, dass sie knapp zehn Jahre älter war als ich und in einer völlig anderen Welt lebte. Zu Hause erlebte ich sie kaum, da sie die meiste Zeit des Tages – und später auch der Nächte – irgendwo anders verbrachte. Sie gab sich allergrößte Mühe, möglichst nicht zu Hause zu sein, stromerte irgendwo draußen herum und lief regelmäßig auch für längere Zeit ganz weg. Wieso sie das tat, wusste ich damals nicht. Meine Schwester war das Sorgenkind meiner Eltern, weswegen ich relativ entspannt unter dem Radar aufwuchs. Jetzt, wo wir beide erwachsene Menschen sind, haben meine Schwester und ich ein sehr gutes Verhältnis zueinander.

Im Grunde hätte bei uns zu Hause eine friedliche und normale Stimmung herrschen können, wenn da nicht meine Mutter gewesen wäre. Ihr ging jeder in der Familie möglichst aus dem Weg ging. Meine Mutter kämpfte jahrelang gegen eine Alkoholsucht und litt zudem an Psychosen. Das war eine Kombination, die ein geregeltes und vor allem friedliches Familienleben einfach unmöglich machte.

Die meiste Zeit des Tages bekam ich von ihr nicht wirklich viel mit. Sie war zu sehr mit sich selbst beschäftigt, als dass wir viele Gespräche geführt oder eine wirklich tiefe emotionale Verbindung zueinander aufgebaut hätten. Meine Mutter war einfach da, im Sinne von anwesend. Sie machte uns Essen und kaufte uns Sachen zum Anziehen, nicht mehr, nicht weniger. Ich fand das alles normal und in Ordnung, zumindest tagsüber. Nachts gab es leider immer wieder Zwischenfälle.

Einmal lag ich im Bett und schlief, als ich von meiner Mutter wach gerüttelt wurde. Sie packte mich an den Schultern, schüttelte mich und schrie: »Du bist an allem schuld! Allem!« Dabei schlug sie mich und wiederholte es immer wieder: »Du bist an allem schuld!« Mir blieb nichts weiter übrig, als den Kopf zwischen die Hände zu nehmen und abzuwarten. Denn im Laufe der Jahre hatte ich gelernt, dass diese Anfälle, um es mal so zu nennen, auch wieder aufhörten. Irgendwann kam immer der Moment, in dem meine Mutter von mir abließ. Dann sackte sie auf der Bettkante zusammen und begann zu weinen.

»Es tut mir leid, es tut mir leid«, sagte sie immer wieder unter Tränen, bis sie schließlich irgendwann mein Zimmer verließ und ich versuchte, wieder einzuschlafen, was nach einigen Minuten der Verwirrung auch klappte.

Ich weiß, was ihr jetzt denkt.

»Hat der Typ nicht gerade was von normalem Berliner Haushalt erzählt? Das ist überhaupt nicht normal, das ist Horror!«

Und ihr habt ja auch recht damit. Aber: Ich war ein Kind und kannte es nicht anders. Deshalb war die ganze Situation für mich absolut normal. Genauso normal wie der Streit und der familiäre Stress, die je nach Zustand meiner Mutter mal mehr, mal weniger heftig ausfielen. Meistens war es meine Schwester, die sich in den Augen meiner Mutter falsch verhalten hatte und nun ihren ganzen Zorn zu spüren bekam. Auch ich handelte mir in diesen Situationen ordentlich Ärger ein. Entweder entschied ich mich für eine Seite und wurde dafür von der anderen gehasst. Oder ich versuchte, mich aus allem herauszuhalten, bekam dann aber den Ärger beider Frauen zu spüren. Das war wirklich sehr unangenehm. Es kam aber so häufig vor, dass ich mich daran gewöhnte und es schon bald nicht mehr als allzu belastend empfand. Dazu kam, dass meine Schwester immer öfter und immer länger von zu Hause wegblieb, sodass sich solche Situationen nur noch selten ergaben.

Ob mein Vater von der Situation zu Hause wusste, kann ich bis heute nicht sagen. Er war beruflich den ganzen Tag unterwegs und konnte praktisch nicht am Familienleben teilnehmen. Ob meine Eltern irgendwann darüber sprachen, weiß ich nicht. Überhaupt kann ich mich nicht daran erinnern, dass Probleme, ganz gleich welcher Art, in unserer Familie offen angesprochen und diskutiert wurden. Man nahm alles mehr oder weniger hin und meldete sich nur, wenn irgendetwas völlig aus dem Ruder lief – was dann sofort in einem handfesten Krach mündete. Mein Vater und ich haben bis heute nicht über diese Zeit gesprochen, auch wenn wir ein absolut wunderbares Verhältnis zueinander haben.

Als meine Schwester volljährig wurde, war das der Startschuss für sie, ihre Sachen zu packen und von zu Hause auszuziehen. Für sie waren die Probleme damit auf einen Schlag gelöst. Meine Situation vereinfachte das nicht, denn ich blieb natürlich, und nun gab es für meine Mutter nur noch eine Zielscheibe, wenn sie wieder einmal wütend oder unzufrieden war: mich.

Wahrscheinlich litt sie unter der ganzen Situation mehr als ich. Das tröstete mich aber damals überhaupt nicht. Denn als kleiner Steppke wusste ich natürlich nicht, wie schlimm es um meine Mutter stand. Später habe ich erfahren, dass sie wohl insgesamt sechsmal versucht hat, sich das Leben zu nehmen. Eine arme Frau, an die ich heute ohne Wut denken kann, auch wenn das seine Zeit gedauert hat.

Als Kind, und das war ich zu dieser Zeit ja, war das alles für mich normal. Es wurde mir schließlich als normal verkauft: Wir hatten ein Dach über dem Kopf, Klamotten und jeden Tag Essen auf dem Teller, also war alles gut und somit normal. Ich hatte niemanden, dem ich mich anvertrauen und der mir sagen konnte, dass mein Familienleben absolut nicht durchschnittlich, sondern das totale Gegenteil der Fall war. Deshalb empfand ich meine Kindheit als hie und da ätzend, im Großen und Ganzen aber völlig okay.

Das änderte sich erst, als meine Eltern beschlossen, sich scheiden zu lassen. Ich besuchte die vierte Klasse der Grundschule, als sie mir ihre Entscheidung mitteilten. Für viele Kinder bricht mit so einer Nachricht die Welt zusammen. Ich dagegen stand der ganzen Sache eher neutral gegenüber und nahm die Scheidung meiner Eltern sehr gelassen zur Kenntnis. Das Verhältnis zu meiner Mutter war schon länger sehr kühl, wohingegen ich meinen Vater vergötterte. Die Frage, bei wem ich von nun an leben würde, stellte sich für mich nicht eine Sekunde. Für meine Eltern ebenso wenig. Sie beschlossen, dass meine Mutter aus der gemeinsamen Wohnung ausziehen sollte und sich mein Vater von nun an allein um mich kümmern würde. Verabredet wurde, dass meine Mutter keinen Unterhalt für mich zahlen musste, wenn sie im Gegenzug ebenfalls auf Unterhalt meines Vaters verzichtete.

Ich saß in meinem Zimmer, während meine Mutter ihre Sachen zusammenpackte und sich schließlich abholen ließ. Ich verabschiedete mich höflich von ihr, wie von einem Gast, der einige Wochen zu Besuch gewesen war. Als sich die Wohnungstür ein letztes Mal hinter ihr geschlossen hatte, atmete ich durch. Ich spürte tatsächlich so etwas wie Erleichterung. Mir ging es gut, richtig gut. Niemand verbreitete mehr schlechte Stimmung, gab mir völlig sinnlose Anweisungen, wollte in Ruhe gelassen werden oder prügelte mich nachts aus dem Schlaf. Es fühlte sich für mich so an, als würde mit diesem Tag der glückliche Teil meiner Kindheit beginnen. Das war auch beinahe der Fall. Ich ging tagsüber zur Schule und konnte ansonsten tun und lassen, was ich wollte. Mein Vater arbeitete weiterhin sehr viel, aber wenn er zu Hause war, hatten wir eine richtig gute Zeit miteinander. Ich war wirklich ein glückliches Kind. Aber dieser Zustand hielt nicht sehr lange an.

Woher der Sinneswandel meiner Mutter kam, wussten weder mein Vater noch ich. Aber eines Tages schien sie das Gefühl beschlichen zu haben, bei der Scheidung finanziell benachteiligt worden zu sein. Also nahm sie sich einen Anwalt und wollte Geld, viel Geld. Und das bekam sie auch. Der Anwalt meiner Mutter machte anscheinend einen sehr guten Job: Meinem Vater blieb von heute auf morgen nichts mehr. Alles, was er an Geld besaß, und das war wirklich kein Vermögen, musste er meiner Mutter überweisen. Als das nicht reichte, wurde so ziemlich alles gepfändet, was er hatte, sogar sein Girokonto. Als auch das nicht reichte, wurde sein Gehalt gepfändet. Nicht nur einmal, sondern ab diesem Moment Monat für Monat. Seinen Arbeitgeber erfreute das natürlich nicht besonders. Irgendwann reichte es ihm und mein Vater wurde entlassen.

Das war der Punkt, an dem für meinen Vater die Welt zusammenbrach. Er war plötzlich arbeitslos. Jahrelang hatte er alles für seinen Job getan und geopfert, sich nie über zu lange Arbeitszeiten beschwert oder mehr Geld gefordert. Und jetzt warf man ihn raus, weil er sein Privatleben nicht im Griff hatte. Dieser Mann, der sein gesamtes Leben immer nur gearbeitet hatte, war nun auf Sozialhilfe angewiesen. Er war jetzt – man kann es nicht anders sagen – bettelarm. Und ich natürlich mit ihm.

Glücklicherweise wurden wir nicht aus der Wohnung geworfen, sodass wir zumindest noch ein Dach über dem Kopf hatten. Aber ansonsten fehlte es uns plötzlich an allem. All der Kram, der für mich zu dieser Zeit absoluter Standard gewesen war, fiel plötzlich weg: Es gab keine Markenklamotten mehr, sondern nur noch Billigsachen, wir kauften nicht mehr in normalen Supermärkten ein, sondern in Discountern, und selbst da in sehr überschaubaren Mengen. Wir sparten wirklich, wo es ging. Mein Vater versuchte alles ihm Mögliche, um schnell wieder auf die Beine zu kommen. Aber sobald ein potenzieller Arbeitgeber hörte, dass er alleinerziehend und dazu hoch verschuldet war, gingen bei ihnen alle Türen sofort wieder zu.

Ich habe meinen Vater schon damals dafür bewundert, wie er es in dieser Situation schaffte, nicht durchzudrehen und alles hinzuschmeißen. Natürlich gab es Phasen, in denen er still und weniger fröhlich auf mich wirkte als sonst. Aber ich habe ihn nie fluchen gehört. Nie hat er sich gehen lassen, sich beschwert oder rumgeschrien. Und nie hat er irgendjemand anderem die Schuld für seine Situation gegeben, obwohl das in seinem Fall durchaus angebracht gewesen wäre. Für ihn gab es so etwas nicht. Durchhalten, weitermachen, morgen ist ein neuer Tag. So dachte und handelte er. Seine Kraft und sein Durchhaltevermögen inspirieren mich heute immer wieder. Ich hätte ihn mir schon viel früher zum Vorbild nehmen sollen.

Gegenüber meiner Mutter entwickelte ich zu jener Zeit erstmals wirkliche Hassgefühle. Die Scheidung war mir völlig egal gewesen. Ich hatte sie auch nicht vermisst. Aber jetzt, wo sie meinem Vater finanziell die Daumenschrauben anlegte, fiel mir auf, wie unfassbar wütend ich auf sie war. Sie war nicht mehr anwesend und schaffte es dennoch, unsere Familie zu terrorisieren, zu quälen und auseinanderzureißen. Es hat Jahre gedauert, bis sich die Wut auf sie wieder gelegt hat.

## Neid

Wir waren nie reich gewesen. Auch vor der Scheidung meiner Eltern hatten wir nicht in Saus und Braus gelebt. Aber wir hatten eine Wohnung, Kleidung, Essen und etwas Geld auf dem Konto. Man würde das wahrscheinlich als normalen Mittelstand bezeichnen. Meine Schwester und ich hatten nie Probleme damit, wenn es darum ging, uns unsere Wünsche zu erfüllen. Wir hatten Handys, Markenklamotten, Geld fürs Kino oder um Eis zu essen. Und wenn mal etwas Außergewöhnliches anstand, wie etwa eine Klassenfahrt, dann stellte sich nie die Frage, ob wir uns das leisten konnten. Üppig kam es für uns natürlich an den Geburtstagen oder an Weihnachten. So weit, so normal.

Nachdem meine Mutter aber beschlossen hatte, ihrem Ex-Mann sogar das letzte Hemd zu nehmen, änderte sich die Situation dramatisch. Als mein Handy kaputtging, hatte ich ab sofort eben keins mehr. Auf meinen Schuhen stand nun nicht mehr »Adidas«, sondern »Victory«. Und sie hatten auch keine drei Streifen mehr, sondern zwei oder fünf. Oder gar keinen. Verschlissene Klamotten konnten wir nicht mehr ersetzen, und wenn doch, dann durch Billigkram, der auch genauso billig aussah. Meine Hosen und Pullover: alles absoluter Krempel aus den Klamottendiscountern, in denen sich arme Leute eben einkleideten. Arme Leute wie wir.

Ich würde jetzt gerne sagen, dass ich total verständnisvoll auf diese neue Situation reagiert hätte. Aber das war ganz und gar nicht der Fall. Ich war total angepisst. Von heute auf morgen waren wir bettelarm und jeder konnte mir das ansehen. Ich fühlte mich wie der letzte Penner auf Erden. Es interessierte mich auch nicht, dass mein Vater sich für uns sicher eine andere Situation gewünscht hätte, es sich aber einfach nicht leisten konnte. Es gab Wichtigeres zu bezahlen als den Quatsch für einen kleinen Bengel. Aber das sah ich natürlich nicht ein. Mich kotzte es an, arm zu sein. Ich wollte, was alle wollten. Und ich wollte es sofort. Vielleicht wäre die Situation eine andere gewesen, wenn ich von klein an in diesen Verhältnissen aufgewachsen wäre, aber genau das war nicht der Fall. Ich hatte bis zur endgültigen Trennung meiner Eltern keine Ahnung davon gehabt, was es bedeutet, arm zu sein. Ich wusste nur, dass ich es jetzt ganz plötzlich sein sollte. Diese Entscheidung hatte meine Mutter für mich getroffen.

Meine Klassenkameraden in der Schule und die Kinder, die ich in unserer Nachbarschaft sah, führten im Gegensatz zu mir ein paradiesisches Leben. Ihre Eltern hatten genug Geld, um ihnen alle Wünsche zu erfüllen. Sie hatten die neuesten Handys, teure Jacken und Schuhe, MP3-Player und überhaupt alles, was ich nicht hatte. Ich kam mir vor wie ein Leprakranker unter all diesen glücklichen und zufriedenen Kindern. Also verließ ich das Haus nur noch, wenn es absolut notwendig war. Ich hatte einfach keinen Bock mehr, mir jeden Tag reinzuziehen, wie gut es den anderen Kids ging – und wie beschissen im Vergleich dazu mir.

Wenn ich überhaupt in die Schule ging, dann kam ich danach direkt wieder nach Hause und verkroch mich in meinem Zimmer. Ich hockte stundenlang vor der Playstation und stopfte Chips, Cola und anderen Müll in mich hinein. Das Gute an diesem ungesunden Kram war, dass er fast nichts kostete. Ich fraß also eine ganze Menge davon, während ich mich praktisch überhaupt nicht mehr bewegte. Mein Leben bestand nur noch aus Fressen und Zocken. Das hatte bald Folgen: Mit nur 13 Jahren brachte ich beinahe 100 Kilogramm auf die Waage. Ich sah nun tatsächlich so aus, wie ich mich innerlich schon seit langer Zeit fühlte: träge, frustriert, gelangweilt und vom Leben benachteiligt.

Jetzt kotzte mich nicht nur die Welt an, nein, jetzt war ich auch noch von mir selbst angewidert. Und genau das wollte ich dann doch nicht mehr hinnehmen und beschloss, etwas dagegen zu tun. An Sport war natürlich nicht zu denken, aber immerhin fand ich, dass es keine Option sei, immer nur in meinem Zimmer zu hocken. Also verließ ich die Bude und ging wieder zurück auf die Straße. Geld hatte ich zwar noch immer nicht, aber ich fand Anschluss an Leute, denen es nicht besser ging als mir. Auch sie gammelten den ganzen Tag gelangweilt und frustriert irgendwo herum. Um sich die Zeit zu vertreiben, rauchten sie Gras. Ich hatte bereits vorher hin und wieder mal Gras geraucht, und da ich diesbezüglich also überhaupt keine Berührungsängste hatte und mir genauso langweilig war wie den anderen Jungs, fing auch ich an zu kiffen.

Anfangs waren wir nur drei oder vier Herumtreiber, aber wo die sind, sind andere meist nicht weit. Und so war ich dann sehr schnell zum ersten Mal in meinem Leben Teil einer Gruppe. Einer Gruppe dauerbekiffter Straßenkids, aber immerhin. Hie und da feierten wir kleinere Partys. Aber die meiste Zeit des Tages waren wir damit beschäftigt, irgendwo zu hocken und einen durchzuziehen. Das Geld für Gras hatte immer irgendwer. Ich hatte also mein stumpfsinniges Leben allein in meinem Zimmer gegen ein stumpfsinniges Leben in einer Gruppe auf der Straße getauscht.

In den ersten Wochen fühlte sich mein neues Leben tatsächlich besser an als das Leben vorher. Mit der Zeit aber kam ich zu der Erkenntnis, dass sich die Dinge an einer entscheidenden Stelle nicht verbessert hatten, denn arm war ich nach wie vor. Aber immerhin war ich nun nicht mehr der kleine Bengel, der frustriert und traurig vor seiner Playstation hockte. Nein, ich war jetzt jemand, der eine Gruppe hinter sich hatte und daraus sein Selbstbewusstsein bezog. Und mir wurde klar, dass die anderen Kids zwar Dinge besaßen, die ich nicht hatte. Aber genauso wusste ich, dass das so nicht bleiben musste.

Meine Frustration, die mich jahrelang zu Hause gefesselt hatte, wandelte sich immer mehr in Wut. Ich war zwar noch immer pummelig, aber ich konnte ziemlich gut mit meinen Fäusten umgehen. Das hatte mir die Argumentation innerhalb der Gruppe schon mehrmals sehr erleichtert. Ich würde nicht so weit gehen und behaupten, dass ich ihr Anführer gewesen wäre, aber nichts passierte gegen meinen Willen. Und wer sich mir gegenüber im Ton vergriff, der bekam schnell eine aufs Maul.

Vielleicht war ich nicht der Boss, aber zumindest wurde ich am meisten gefürchtet. Denn zu meiner ohnehin schon launischen und jähzornigen Art kam immer mehr körperliche Kraft hinzu. Dieser körperlichen Überlegenheit wurde ich mir mit jedem Tag bewusster. Und irgendwann sah ich nicht mehr ein, dass jemand, der mir körperlich absolut nichts entgegenzusetzen hatte, bessere Klamotten als ich haben sollte. Das war doch unfair, oder? Ich begann also damit, den Leuten all das wegzunehmen, was sie hatten und ich wollte.

Wenn ich also jemanden sah, der eine Jacke trug, die mir gefiel und meine Größe hatte, ging ich einfach auf ihn zu.

»Gib mir deine Jacke!«

»Nein.«

Ein Klassiker unter den falschen Antworten in so einer Situation. Der Junge fing sich augenblicklich zwei, drei wirklich harte Schläge von mir ein und brach für gewöhnlich sofort in Tränen aus. Das Missverständnis war nun aus der Welt geräumt und dem Typen war klar, dass ich es ernst meinte.

»Deine Jacke! Jetzt!«

Heulend und jammernd pellte sich der Junge aus meiner neuen Kleidung und reichte sie mir. Damit war das Thema erledigt.

Wenn man meine Geschichte liest, dann klingt es vielleicht, als hätte ich den Beschluss, andere Kinder auszuplündern, ziemlich schnell und ohne große Überlegungen gefasst. Das liegt daran, dass es genau so war. Ich habe nicht lange darüber nachgedacht, das Für und Wider abgewogen oder moralische Bedenken gehabt. Zu dieser Zeit war ich wahnsinnig frustriert und fühlte mich permanent benachteiligt. Als mir nach und nach klar wurde, dass ich viel stärker war als die meisten anderen Kinder, fing ich einfach damit an, meine Kraft auszunutzen. Bedenken hatte ich überhaupt keine. Hatte der andere Junge jetzt Angst vor dem Nachhauseweg? Hatte er starke Schmerzen, wenn ich ihn schlug? Das waren Fragen, die ich mir nie gestellt habe. Und selbst wenn ich es getan hätte, wären mir die Antworten völlig egal gewesen.

Damit man mich nicht falsch versteht: Ich war überhaupt kein Schläger oder permanent auf Stress aus. Im Gegenteil, ich ging Ärger so gut es ging aus dem Weg und war nie darauf aus, mich zu prügeln. Aber wenn mir jemand blöd kam oder etwas hatte, das ich wollte, dann wusste ich, was ich unternehmen konnte. Ich hatte lange genug zugeguckt, wie andere Leute ihren »Reichtum« genossen. Jetzt war ich an der Reihe.

In unserer Gegend erarbeitete ich mir relativ schnell den Ruf eines guten und gemeinen Boxers. Das gefiel mir tatsächlich sehr gut. Ich war nun nicht mehr der kleine Fettsack, den man mit einer Tüte Chips ruhigstellen konnte. Ich war jetzt brandgefährlich und jemand, um den man besser einen großen Bogen machte, wenn man nicht grün und blau geprügelt und ohne Klamotten zu Hause auftauchen wollte. Ich gefiel mir sehr in der Rolle des Straßenkindes, das sich nahm, was es wollte. Und je öfter ich Leute abzog, desto skrupelloser ging ich vor.

Ich erinnere mich an eine Situation, in der ich einen Jungen mit einem coolen MP3-Player sah. Normalerweise hätte das Ding in diesem Moment schon mir gehört. Aber der Typ sah aus, als wäre er in der Lage, mir körperlich etwas entgegenzusetzen. Und auf eine minutenlange Schlägerei wollte ich es nicht ankommen lasen. Ich ging also in unsere Wohnung, nahm mir aus der Küchenschublade ein Messer und steckte es mir in die Jackentasche. Draußen auf der Straße hielt ich Ausschau nach dem Jungen. Als ich ihn entdeckt hatte, ging ich geradewegs auf ihn zu. Ohne Vorwarnung packte ich ihn am Kragen und hielt ihm das Messer an den Bauch. Der Typ war sofort mit den Nerven runter und gab mir unter Tränen seinen MP3-Player. Dabei bat er mich immer wieder, ihn nicht umzubringen. Das Versprechen machte ich gern, denn ich hatte natürlich nie vor, ihn oder sonst irgendjemanden umzubringen. Aber so ein Messer machte eben deutlich mehr Eindruck als meine bloße Faust, sodass ich sehr schnell alles bekam, was ich wollte.

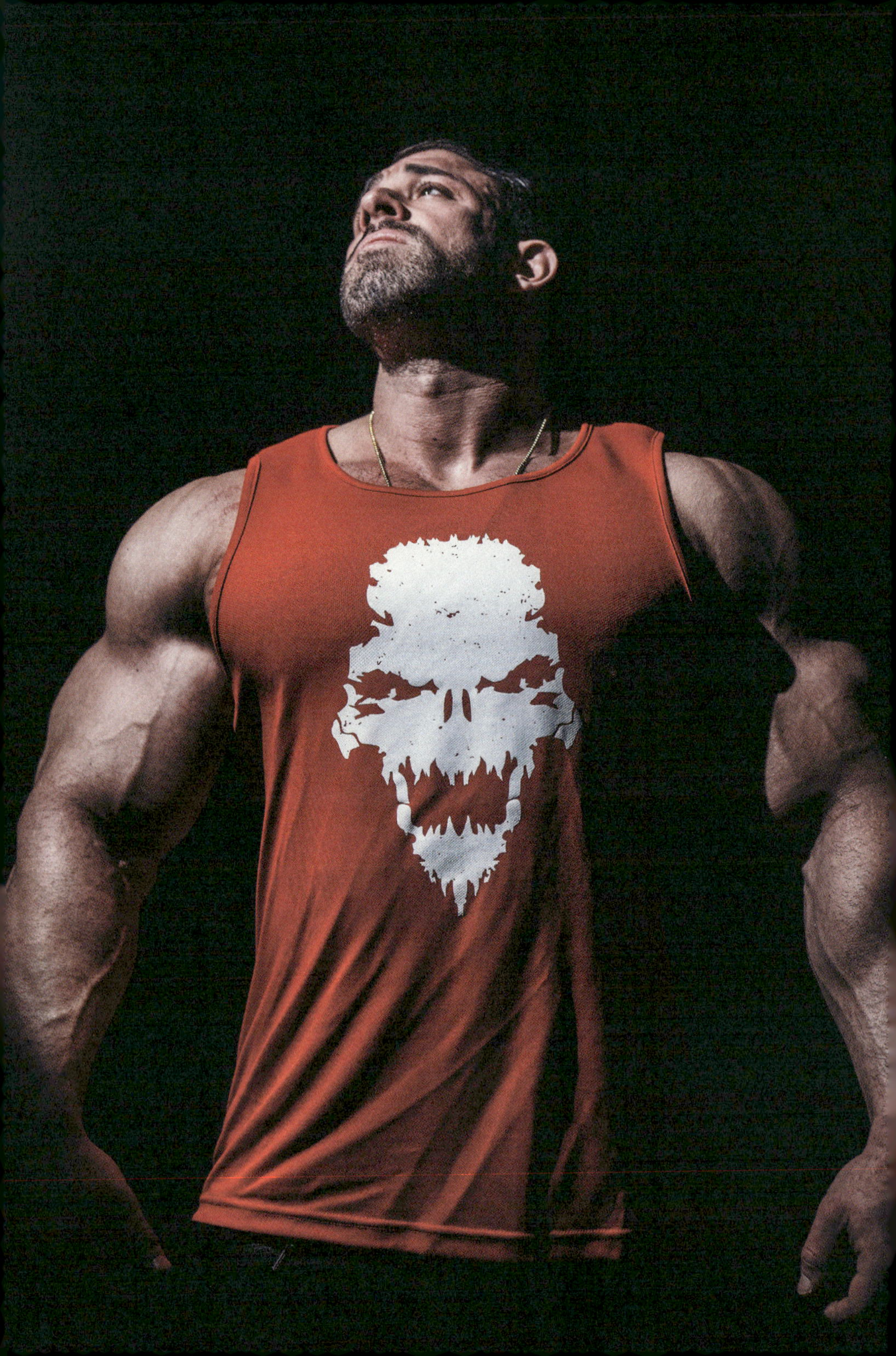

# KAPITEL 2

# DEN DINGEN AUF DEN GRUND GEHEN

# Der erste Kontakt

Mein neues Leben gefiel mir gut. Ich hing den ganzen Tag mit meinen Jungs rum und kiffte. Wenn ich jemanden sah, der etwas hatte, das mir gefiel, dann nahm ich es ihm einfach weg. Ich ging davon aus, dass mein Leben ab jetzt so oder so ähnlich weiterginge. Das machte mich nicht glücklich, hätte mich aber auch nicht gestört.

Aber wie ihr euch denken könnt, kann man so ein Leben nicht ewig durchziehen, ohne das Interesse der Ordnungshüter auf sich zu ziehen. Natürlich hatten mir die meisten Jungs auf ihr Leben geschworen, niemandem zu erzählen, wer ihnen ihre neue Jacke, ihr Handy oder ihre Schuhe abgezogen hatte. Aber klar berichteten sie, kaum dass sie zu Hause waren, ihren Eltern, dass sie soeben Opfer eines Raubüberfalls geworden waren. Die Eltern ließen sich das selbstverständlich nicht bieten und riefen die Polizei. Die stand dann regelmäßig bei uns vor der Tür. Manchmal kam es vor, dass die Bullen mich nur wenige Minuten nach der Tat auf der Straße aufgriffen. Mein Vater wurde dann zum Polizeirevier zitiert, um mich dort abzuholen.

Mich hat das Theater nie gestört. Klar, die erbeuteten Sachen musste ich wieder zurückgeben. Aber da draußen warteten ja bereits neue Dinge auf mich, die ich mir nehmen konnte. Es machte mich stolz, irgendwie kriminell und gefährlich zu sein. Zumindest gefährlich genug, dass sich die Polizei mit mir beschäftigen musste. Auf der anderen Seite war mir aber auch vollkommen klar, dass die Bullen gegen mich mit meinen noch 13 Jahren überhaupt nichts tun konnten, da ich erst ab meinem 14. Geburtstag strafmündig wurde. Und selbst dann würde mir nichts Ernsthaftes passieren, denn niemand steckt in diesem Land ein Kind ins Gefängnis. Das ist nun einmal gegen das Gesetz. Aus diesem Grund fand ich all die Einschüchterungsversuche der Polizisten völlig albern. Mir konnte niemand was anhaben, das wusste ich. Und so verhielt ich mich auch.

Mein Vater reagierte auf meine Eskapaden anfangs ungewöhnlich ruhig. Wenn er mich wieder einmal von der Polizei in Empfang nehmen musste, setzte es danach keine Tracht Prügel. Ich wurde noch nicht einmal angeschrien oder bekam irgendwelche Verbote, mich draußen herumzutreiben wie ein Streuner. Er wirkte oft einfach nur enttäuscht, was mir zu dieser Zeit aber nicht besonders naheging. Ich fand es nur super, dass er so locker damit umging. Das tat er übrigens auch mit meinem Drogenkonsum, den ich gar nicht besonders zu verheimlichen brauchte.

Ich erinnere mich an einen wirklich schlimmen Absturz, nachdem ich in einer Nacht zu viel gekifft und mich danach ohne Pause übergeben hatte. Am nächsten Morgen kam mein Vater in mein Zimmer, schüttelte den Kopf und fragte: »Na, war es das wert?«

Es folgte weder eine Moralpredigt noch gab es irgendwelche Warnungen, dass mich das Marihuana langsam kaputtmachte.

Je häufiger jedoch die Strafanzeigen reinflatterten und je öfter mich die Polizei zu Hause ablieferte, desto besorgter wurde mein Vater. Denn so schlimm ich als Kind auch gewesen sein mag, ich war sein Sohn, und der sollte nicht vom Jugendamt weggebracht werden. Blieb nur, dass er mich so gut es ging im Auge behielt, damit ich keinen Mist baute.

Einige Zeit nach der Trennung hatte mein Vater eine Frau kennengelernt, die bald seine Freundin wurde. Dieser neuen Freundin meines Vaters gehörte ein Fitnessstudio. Das war kein Gym, wie man es heute von den großen Ketten kennt, sondern ein kleines, aber feines und unabhängiges Studio. Dort konnte man trainieren und Kurse wie Tai-Chi oder Ähnliches belegen. Mein Vater begann irgendwann, in diesem Studio als Fitnesstrainer zu arbeiten. Er war selbst schon immer sehr sportlich gewesen und betrieb als Hobby etwas Bodybuilding und Kampfsport. Da er nun tagsüber nicht mehr zu Hause war, um mich im Auge zu behalten, hatte ich ab dieser Zeit die strengste Anweisung, mich nach der Schule im Fitnessstudio einzufinden. Was ich auch tat. Abgesehen davon, dass ich nun keinen Quatsch mehr anstellen konnte, könnte ich so auch etwas für meinen Körper tun, wie mein Vater fand. Denn dass ich ziemlich fett geworden war, gefiel auch ihm nicht.

Mich ödete die ganze Sache vom ersten Tag an völlig an. Ich trottete nach der Schule in das Studio und hockte mich auf eine Bank. Sitzend wartete ich, bis mein Vater Feierabend hatte, sodass wir gemeinsam nach Hause gehen konnten. Und auch dort wartete nichts Aufregendes mehr auf mich, denn mein Vater hatte mir die Playstation kurzerhand weggenommen. Außerdem hatte er mit einer Schere das Kabel meines Fernsehers durchgeschnitten, damit ich endlich aufhörte, vor der Glotze rumzuhängen. Wieder einmal fand ich mein Leben ziemlich beschissen. Statt mit den Jungs rumzustreunern, zu kiffen und ein bisschen Spaß zu haben, musste ich jeden Tag im Studio sitzen, mir Aerobic-Kurse reinziehen und dabei zusehen, wie sich Leute auf irgendwelchen Laufbändern beinahe ihr Leben aus dem Leib heraushusteten.

Das Argument meines Vaters war, dass ich, solange ich dort saß, wenigstens niemandem die Schuhe von den Füßen prügeln konnte. Das war zwar absolut nachvollziehbar, tröstete mich aber überhaupt nicht, denn dieses Studio war quälend langweilig. Irgendwann griff ich mir aus purer Verzweiflung eine der Hanteln und begann, damit meinen Bizeps zu trainieren. Ich war noch immer ziemlich mopsig. Und wenn ich schon in diesem Studio gefangen war, dann konnte ich ja wenigstens etwas für meinen Körper tun, dachte ich. Knackis machten es schließlich auch so. Training gegen die Langeweile. Dass ich von nun an wahrscheinlich für den Rest meines Lebens Kraftsport treiben würde, war mir damals natürlich nicht klar. Aber bereits nach kurzer Zeit zeigten sich die ersten Erfolge. Ich war deshalb mit immer größerem Enthusiasmus bei der Sache und spürte, dass ich vielleicht doch mehr sein konnte als ein fettes Kind, das andere ausraubte und ansonsten bekifft irgendwo herumsaß.

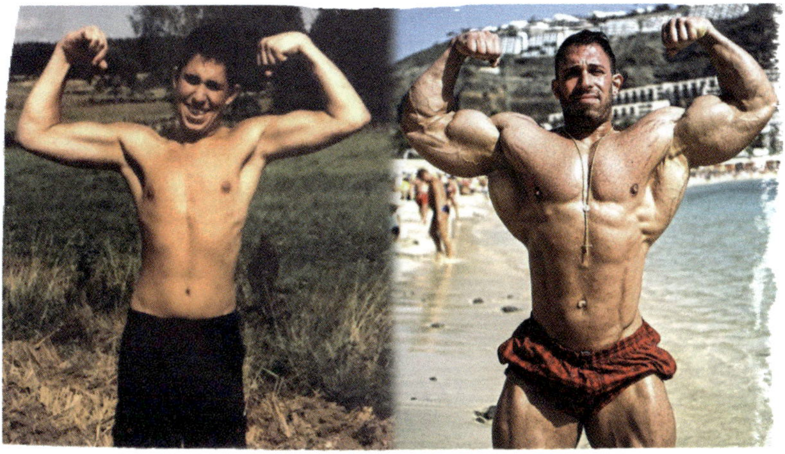

*Meine Transformation: Mit 13 Jahren nach einem halben Jahr Training – 2017 im Urlaub auf Gran Canaria*

## Fehl am Platz

Schule war für mich schon immer ein Albtraum gewesen. Und ich bin mir sicher, dass das auf Gegenseitigkeit beruhte. Ich habe mich für Schule nie interessiert. Nicht, weil ich mich grundsätzlich nicht für Dinge interessiert hätte, sondern weil ich mich dort immer völlig deplatziert fühlte. Bereits in der Grundschule war ich mir wie ein Außenseiter vorgekommen. Die anderen Kinder kamen in die Klasse und setzten sich brav an ihre kleinen Tische, holten ihre Schreibsachen heraus und folgten dem Unterricht. Ich dagegen hätte bereits nach fünf Minuten einen Stuhl durch den Raum schmeißen können, so sehr widerstrebte es mir, still zu sitzen und ruhig zu sein. Ich konnte das einfach nicht. Mir bereitete es beinahe körperliche Schmerzen, nicht herumzuzappeln oder irgendetwas zu sagen. In diesem Zustand konnte ich mich nicht auf den Unterrichtsstoff konzentrieren – ich wollte es auch gar nicht.

Ich hatte zwar meine ruhigen Phasen, aber auch dann war ich unendlich gelangweilt. Lieber wäre ich durch die Fensterscheibe nach draußen gesprungen, als noch eine weitere Minute meiner Lehrerin zuhören zu müssen. Mit Sicherheit bin ich den Lehrern wie ein Terrorist vorgekommen. Ich jedenfalls hätte jemanden wie mich für kein Geld der Welt in der Klasse haben wollen. Ich war unkonzentriert, schnell frustriert, genervt und grundsätzlich pausenlos hochaggressiv. Sehr schnell entwickelte ich mich zum unangefochtenen Tadelkönig. Bei jeder Gelegenheit quälte ich mit meinem Verhalten sowohl meine Mitschüler als auch die Lehrer, versehentlich oder mit voller Absicht.

Meine Lehrer wussten von den psychischen Problemen meiner Mutter und ließen mir aus diesem Grund eine ganze Menge durchgehen. Ihnen war wahrscheinlich klarer als mir selbst, dass eine Situation, wie sie bei uns zu Hause vorherrschte, an meiner Seele nicht spurlos vorbeiging. Zudem befand ich mich bereits seit meinem siebten Lebensjahr in kinderpsychologischer Behandlung. Man ging deswegen wohl davon aus, dass sich mein Verhalten in naher Zukunft bessern würde.

Das passierte aber nicht, sondern es wurde im Gegenteil mit jedem Tag schlimmer. Etwa ein Jahr vor der Trennung meiner Eltern war ich beinahe unkontrollierbar geworden. Weder befolgte ich Anweisungen noch ließ ich mich von irgendjemandem anfassen, der mich aus dem Klassenraum bugsieren wollte. Ein normaler Unterricht war eigentlich nicht möglich, solange ich mich in der Nähe des Klassenzimmers aufhielt. Damit zog ich natürlich die gesamte Klasse in Mitleidenschaft, sodass sich meine Lehrer irgendwann nicht mehr anders zu helfen wussten, als mich kurzerhand von der Schule zu werfen.

Da mein Verhalten darauf zurückgeführt wurde, dass ich zu viel Energie hätte, wechselte ich mit etwa acht Jahren auf eine Berliner Sportschule. Dort war ich körperlich deutlich mehr gefordert. Man versprach sich davon, die Schule würde mich einfach so müde machen, dass ich für Aggressionen schlichtweg zu platt wäre. Das funktionierte tatsächlich bis zu einem gewissen Maße. Ich trieb so ziemlich jeden Sport, der dort angeboten wurde, und konnte mich am Ende des Tages kaum noch auf den Beinen halten. An meinem grundsätzlichen Verhalten anderen Leuten gegenüber änderte das aber nichts. Ich war immer noch unkonzentriert, aggressiv und konnte fast keine Sekunde still sitzen. Die Lehrer an meiner neuen Schule nervte das natürlich ebenso wie die an der vorherigen.

Dieses Mal aber entschied man sich nicht dazu, mich einfach so lange zu ignorieren, bis es wirklich nicht mehr ging, sondern wollte den Dingen auf den Grund gehen. Man vermutete bei mir eine Aufmerksamkeitsdefizit- und Hyperaktivitätsstörung, kurz ADHS. Damals hatte ich keine Ahnung, was das bedeutete. Ich konnte mir aber sehr gut vorstellen, dass mein Verhalten nicht einfach auf den Charakter eines wilden Kindes zurückzuführen war, sondern tatsächlich eine medizinische Ursache hatte. Meinem Vater ging es ähnlich, weswegen er den Rat gerne annahm und zusagte, mich auf diese Verhaltensstörung hin überprüfen zu lassen.

Kurze Zeit später wurde ich ambulant in eine Klinik eingewiesen, die sich auf diese und ähnliche Störungen spezialisiert hatte. Zwei Tage lang stellten mich die Ärzte dort komplett auf den Kopf. Sie testeten meine Intelligenz und andere Fähigkeiten, führten lange Gespräche mit mir und fingen alles noch mal von vorn an. Insgesamt durchleuchteten mich während dieser beiden Tage vier oder fünf Psychiater und Psychologen. Mir machte das ganze Theater nichts aus, da ich abends wieder nach Hause gehen konnte und außerdem nicht in die Schule musste. Am Ende des zweiten Tages bekam mein Vater die Diagnose mitgeteilt: ADHS, und das nicht zu knapp. Volle Punktzahl. Man ging zwar davon aus, dass mir die familiäre Situation vor der Scheidung meiner Eltern ebenfalls geschadet hatte. Aber damit allein wäre mein Verhalten kaum zu erklären gewesen.

Mein Vater und auch meine Lehrer waren ziemlich erleichtert darüber, dass ich tatsächlich eine diagnostizierbare Krankheit hatte und nicht einfach nur durchgeknallt war. Die Ärzte versuchten zunächst, die ADHS mit Medikamenten in den Griff zu bekommen. Aber ich spürte überhaupt keine Wirkung und auch mein Verhalten änderte sich nicht. Dafür stürzte ich mich umso mehr in den Sport. Der Kraftsport, den ich ohnehin schon seit einiger Zeit betrieb, wurde nun zu meiner hauptsächlichen Beschäftigung. Daneben probierte ich Aikido, Handball und Rugby aus. Außerdem boxte ich nun, ganz klassisch, und versuchte mich auch im Kick- und Thaiboxen. An fehlender Bewegung lag es also definitiv nicht, dass sich meine Einstellung zum Eigentum anderer Leute kein Stück veränderte.

Aufgrund meiner sportlichen Aktivitäten hing ich zwar deutlich weniger auf der Straße herum, weswegen auch die Leine, an der mein Vater mich hielt, deutlich länger wurde. Er sah, wie begeistert ich Sport trieb, sodass er es nicht für nötig hielt, mich weiterhin jeden einzelnen Tag ins Fitnessstudio zu beordern. Aber trotzdem machte ich nach den beiden Tagen in der Klinik mit dem weiter, was ich schon eine ganze Zeit lang vorher getan hatte: Ich zog Leute ab und kiffte. Meine noch frische Diagnose ADHS erleichterte mir mein Leben dabei ungemein. Es hagelte weiterhin Strafanzeigen, die aber noch weniger Bedeutung hatten als zuvor. Denn nun hatte ich ja ADHS und war somit ein gestörtes Kind, das nicht anders konnte, als Leute zu verprügeln und auszurauben. Auch in der Schule hatte ich nun beinahe Narrenfreiheit. Wenn ich den Unterricht störte, herumtobte oder andere Kids schlug, dann hatte dieses Verhalten für mich praktisch keine Konsequenzen. Ich hatte einen Freibrief fürs Verrücktsein.

Als ich 14 Jahre alt wurde, änderte sich die Stimmung merklich. Mein Vater, aber besonders die Polizei und die Richter, nahmen meine Aktionen nicht mehr ganz so gelassen hin. Immerhin war ich nun strafmündig. Das bedeutete, es lag jetzt durchaus im Bereich des Möglichen, dass man mich in den Jugendknast steckte, wenn ich mich nicht deutlich zurückhielt. Umso besorgter war ich, als ich tatsächlich zum ersten Mal vor einem Jugendrichter stand. Für einen kurzen Moment sah ich mich bereits wegen Raubes hinter Gittern sitzen. Aber aufgrund der psychischen Vorbelastung innerhalb meiner Familie und meiner attestierten ADHS passierte – gar nichts. Der Richter erklärte mir, mein Verhalten sei nicht gut, und verlangte, dass ich ihm versprach, nie wieder jemanden zu verprügeln. Das tat ich natürlich sofort, auch wenn ich schon im selben Moment wusste, dass mein Versprechen absolut nichts wert war. Dann schickte der Richter meinen Vater und mich einfach nach Hause.

Ich fand das phänomenal und war ausgesprochen froh, kein normales Kind zu sein. Ich hing weiter mit meinen Jungs rum, kiffte und schlug andere Kinder zusammen, wenn sie sich weigerten, mir ihren Kram zu überlassen. Kam es wieder zu einer Strafanzeige, passierte mir überhaupt nichts. Es fand sich immer ein Richter, der ein Auge zudrückte und mich armes, krankes Kind nach Hause schickte, da ich ja leider nicht anders konnte. Und ich machte tatsächlich wieder das, was ich am besten konnte: Sport, kiffen und anderen ihren Scheiß wegnehmen.

Jahrelang ging das so, bis es irgendwann kam, wie es kommen musste: Ich überspannte den Bogen.

# ADHS

Allen, die jetzt mit den Augen rollen und die ADHS in die gleiche Schublade packen wollen, in der bereits Laktoseintoleranz und Glutenunverträglichkeit stecken, möchte ich direkt hier sagen: Nein, ADHS ist keine erfundene Krankheit und auch keine Modediagnose.

Zugegeben, eine Zeit lang, als die Störung bekannter wurde und die breite Öffentlichkeit etwas mit dem Begriff anfangen konnte, gab es eine regelrechte Hysterie um die ADHS. Bei gefühlt jedem Kind, das gern auf Bäume kletterte und keinen Bock auf Hausaufgaben hatte, wurde plötzlich ADHS diagnostiziert. Mütter rannten scharenweise zu den Kinderärzten, die ADHS oft nur zu gerne diagnostizierten und sie direkt mit Ritalin, einem verschreibungspflichtigen Mittel zur Konzentrationssteigerung, behandelten.

Das alles war nicht gerade förderlich und brachte der ADHS schnell den Ruf ein, überhaupt nicht zu existieren. Bis heute gibt es Ärzte, die einfach leugnen, dass es diese Krankheit überhaupt gibt. Wahrscheinlich, weil man ihnen viel zu viele Leute vorgestellt hat, die an allem Möglichen litten, nur eben nicht an einer ADHS. Denn so wie Kopfschmerzen keine Migräne sind und eine Erkältung keine Grippe ist, so ist eine ADHS auch keine Unruhe, die sich mit Sport beheben lässt oder sich mit fortschreitendem Alter ganz von selbst legt. So einfach ist es leider nicht.

Vergleicht man einen gesunden Menschen mit einem ADHS-Betroffenen, dann lassen sich zweifelsfrei medizinische Unterschiede erkennen. Wer an ADHS erkrankt ist, bei dem ist zunächst die Übertragung von Dopamin in den Bereich des Gehirns beeinträchtigt, der für Belohnung und Motivation zuständig ist. Dopamin, das umgangssprachlich als Glückshormon bezeichnet wird, spielt eine wichtige, vielleicht entscheidende Rolle bei der Antriebssteigerung und Motivation. Wird dieser Stoff nicht oder nur unzureichend in den zuständigen Teil des

Gehirns weitergeleitet, dann ist's Essig mit der Motivation. Man hat auf nichts Bock und fühlt sich antriebslos.

Dazu kommt noch eine Unterfunktion: Der Neurotransmitter Glutamat kann Signale nur unzureichend an den Bereich des Gehirns weiterleiten, der für Motivation, Emotion, Kognition und Bewegungsverhalten von fundamentaler Bedeutung ist. Im Alltag heißt das, dass ADHS-Patienten neben der fehlenden Motivation auch große Probleme mit ihrer Motorik haben. Sie können nicht oder nicht lange still sitzen und verfügen über eine nur schwach ausgeprägte Impulskontrolle: Die Betroffenen handeln spontan ohne einen erkennbaren oder vernünftigen Grund und ohne Rücksicht auf die eigenen Interessen oder die von anderen.

Es gibt noch eine ganze Menge mehr medizinische Erklärungen zur ADHS. Hinzu kommt, dass diese Verhaltensstörung auch immer ganz individuell ausgeprägt ist. Ich beschränke mich aber hier auf die vorangegangenen Erklärungen, da es diese Form der ADHS ist, die mich persönlich betrifft.

Wenn es um ADHS geht, hört man immer wieder Sätze wie: »Früher gab's kein ADHS. Wenn jemand ADHS hatte, gab's den Arsch voll, dann war Ruhe.«

Das ist natürlich totaler Quatsch. Und ich sehe mich in der Pflicht, all die Jungs und Mädels da draußen in Schutz zu nehmen, die diese Störung mit mir gemeinsam haben. Die Wissenschaft weiß inzwischen, dass ADHS zu 70 bis 80 Prozent genetisch bedingt ist. Niemand kann also etwas dafür, dass er diese Krankheit hat, am allerwenigsten die Betroffenen. Umwelteinflüsse spielen eine absolute Nebenrolle, auch wenn man davon ausgeht, dass Rauchen und Alkohol während der Schwangerschaft die ganze Sache zusätzlich begünstigen. Das Zusammenspiel zwischen den Genen und den Giften, die auf sie einwirken, ist fließend und sehr komplex. Es lässt sich also grundsätzlich sagen, dass weder Erziehungsfehler noch soziale Probleme die Ursache für ADHS sein können.

Es gibt eine ganze Menge unterschiedlichster Ausprägungen bei der Aufmerksamkeits- und Hyperaktivitätsstörung und jede hat andere neurochemische Ursachen. Grundsätzlich gilt aber immer, dass sich niemand, der ADHS hat, in einer ausweglosen Situation befindet. ADHS ist eine Diagnose, kein Urteil.

Wenn ihr das hier lest, dann werdet ihr vielleicht auch bei euch die eine oder andere Sache feststellen, die zu den beschriebenen Symptomen passt. Ich rate euch aber, vorsichtig zu sein mit Selbstdiagnosen. Bloß, weil euch einige Dinge nicht interessieren, habt ihr noch lange keine Konzentrationsstörung. Und nur, weil ihr am liebsten den ganzen Tag Sport treiben würdet, seid ihr noch lange nicht hyperaktiv. Etwa 80 Prozent der ADHS-Betroffenen leiden an einer Störung von mindestens einer exekutiven Funktion. So bezeichnet man geistige Funktionen, mit denen Menschen ihr eigenes Verhalten steuern und dabei die Bedingungen ihrer Umwelt berücksichtigen. Vergleicht man diese geringfügigen Störungen nun mit der nicht erkrankten Bevölkerung, stellt sich heraus, dass etwa 50 Prozent der Leute Störungen haben, die man auch einer ADHS zuordnen könnte, obwohl sie nie auch nur auf die Idee gekommen wären, sich auf ADHS testen zu lassen. Das bedeutet:

1. Nobody's perfect.
2. Nicht normal zu sein ist total normal.

Ein Grund dafür, dass Menschen an sich Probleme bemerken, die sie früher überhaupt nicht wahrgenommen hätten, ist eine sich verändernde Gesellschaft. Erst als es plötzlich wichtig war, dass Kinder acht Stunden täglich ruhig sitzen und anschließend womöglich noch konzentriert Klavier üben konnten, fiel auf, dass eben nicht jedes Kind dazu in der Lage ist. Das hat nichts mit dumm oder schlau sein zu tun, es ist einfach so. Erst in solchen Situationen, wenn Kinder plötzlich an den Ansprüchen scheitern, die man an sie stellt, erhält die ADHS etwas wie einen Krankheitswert. Man kommt auf die Idee, dass Kinder Dinge deshalb nicht können, weil sie unter einer Krankheit leiden. Unter normalen, oder besser gesagt, anderen Umständen hätte man bei diesen Kindern überhaupt gar keine Krankheit, und damit auch nicht fälschlicherweise ADHS, diagnostiziert. Sie wären völlig normal aufgewachsen.

Also: Bitte keine Selbstdiagnosen! Denn oft ist das, was man selbst oder andere als ADHS wahrnehmen, nichts weiter als das Ergebnis eines sozialen Konstrukts, das einfach nicht zu jedem passt. Ehrlicherweise muss man aber auch sagen, dass selbstverständlich ein Leidensdruck entstehen kann, wenn man sich nicht in der Lage sieht, die Erwartungen, die an einen gestellt werden, zu erfüllen. Unabhängig davon, wie blöd diese Erwartungen sein mögen. Grundsätzlich gilt in solchen Fällen: Sucht euch professionelle Hilfe!

Ich selbst habe es im Laufe der Jahre geschafft, das Beste aus dem zu machen, was mir die Umstände beschert haben. Meine vermeintlichen Schwächen, zu denen auch die ADHS gehört, habe ich zu meinen Stärken gemacht. Denn nur darum geht es. Selbstmitleid ist keine Option und bringt niemanden weiter. Gleichzeitig muss man sich auf die Suche nach Lösungen machen, anstatt irgendwelche Probleme als gottgegeben zu akzeptieren. ADHS ist eine komplexe Krankheit mit komplexen Ursachen und Symptomen. Aber alles, was komplex ist, hat Nach- und Vorteile. ADHS ist da nicht anders.

## So wirst du zum Beast!

### *Tipp 1: Sei ehrlich zu dir selbst!*

Wenn du dich und dein Leben verändern willst, dann führt kein Weg daran vorbei, absolut ehrlich zu dir zu sein.

Jeder hat etwas, das ihn an sich stört. Aber du wirst nie etwas daran ändern können, wenn du die Karten nicht offen auf den Tisch legst.

Oft kommen Leute zu mir und sagen, dass sie mich um meinen Körper oder meine Disziplin beim Training beneiden. Und oft sind diese Leute dann wirklich überrascht, wenn ich ihnen erzähle, dass es eine ganze Menge Baustellen gibt, die ich bei mir in Angriff nehmen muss. Und wenn ich dann sage: »Klar sehe ich im Gegensatz zu dir Fettsack gut aus«, dann kippt die Stimmung schon mal.

Aber bevor ihr mich jetzt als arroganten Penner abtut und das Buch in die Ecke werft: Ich will niemanden beleidigen, ich bin nur ehrlich. Zu jedem, der vor mir steht, aber auch zu mir selbst.

Mit 13 Jahren hatte ich eine Phase, in der ich knapp 100 Kilogramm auf die Waage brachte, und ich rede nicht von Muskelmasse. Mein Körper war das Resultat von Rumhocken, Fressen und Playstation-Zocken. Irgendwann nahm ich dann eine Hantel in die Hand, und das lag auch daran, dass ich einsah, was für eine fette Sau ich geworden war.

Ich stand damals nicht vor dem Spiegel und dachte, ich wäre korpulent, vielleicht kräftig, womöglich ein bisschen mopsig oder lediglich untrainiert. Nein, ich sah ein, dass ich fett war.

Ich fraß wie ein Schwein und sah auch so aus. Die Wahrheit tut eben manchmal weh, aber sie zu leugnen oder schönzureden, bringt absolut gar nichts.

Damit du mich nicht falsch verstehst: Es geht hier nicht darum, Selbsthass zu schüren. Im Gegenteil, es ist total gesund und normal, wenn du nicht jeden Tag absolut zufrieden mit dir bist. Es gibt Phasen, da gefällst du dir einfach nicht. Du fühlst dich fett oder dumm oder sonst irgendwie unzulänglich. Das ist ausdrücklich erlaubt und darf so sein. Was nicht sein darf, ist, dass du etwas an dir entdeckst, das dich ernsthaft stört oder belastet, ohne dass du etwas dagegen unternimmst.

Und der erste Schritt ist, dir den Istzustand ganz offen und ehrlich einzugestehen, ohne Schönfärberei oder Ausreden. Das hat nichts mit Selbsthass zu tun. Das ist keine Schwäche, das ist eine Stärke.

Deswegen ist mein erster Job für dich: Sei stark, sei absolut ehrlich zu dir selbst!

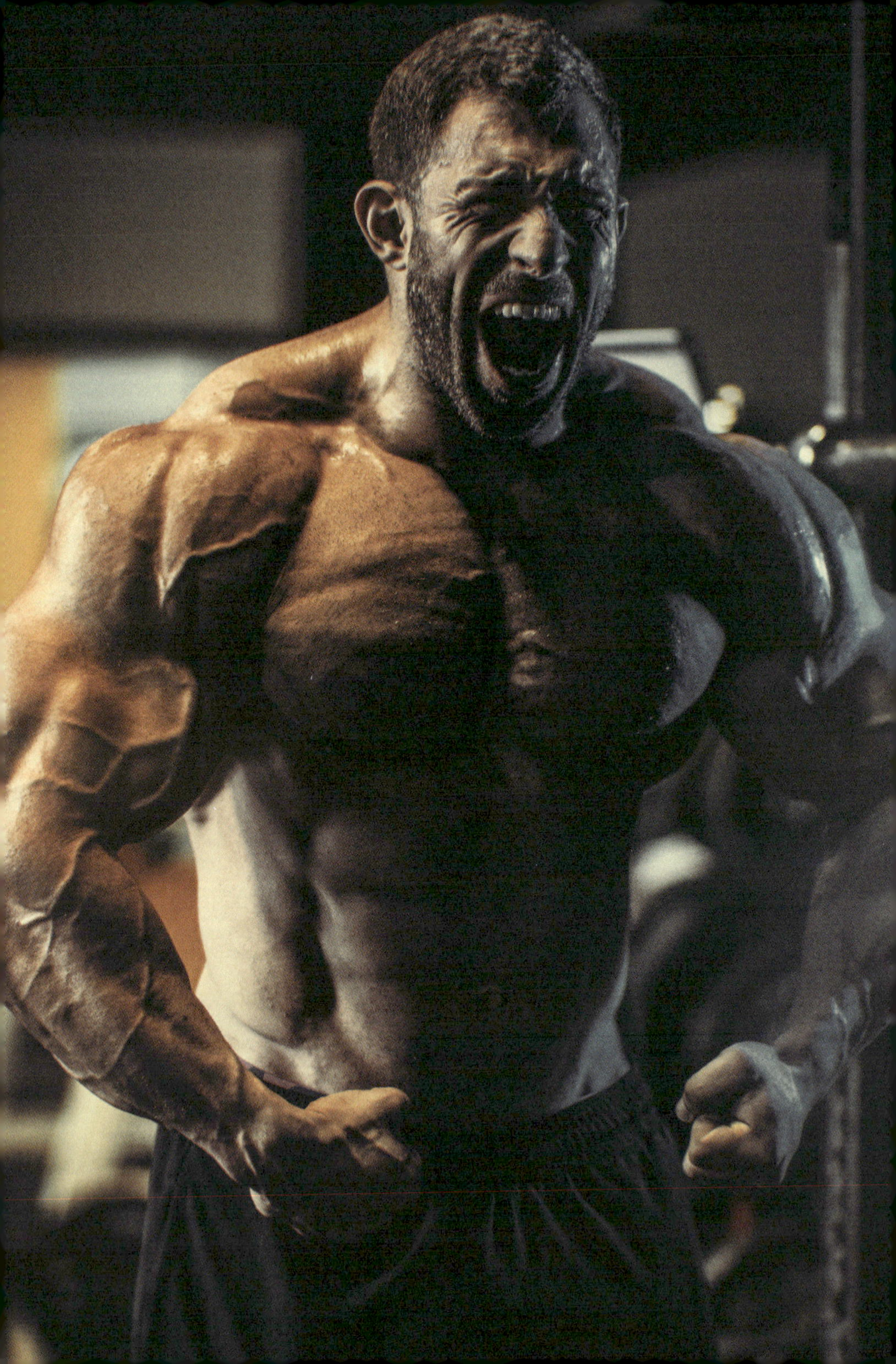

# KAPITEL 3

# EIN MANN WERDEN

# Beim Bund

Ich war 17 Jahre alt, fast 18, als ich wieder einmal vor Gericht stand. Ich hatte kurz zuvor auf die Herausgabe einiger Wertgegenstände bestanden und dabei offenbar ein wenig zu fest argumentiert. Jedenfalls lag am Ende jemand am Boden, und da ich nicht derjenige gewesen war, blieb mir nur übrig, mich wieder bei einem Richter vorzustellen. Ich machte mir überhaupt keine Sorgen, denn wie bei den vielen bisherigen Gerichtsterminen würde ich mit einem Klaps auf die Finger nach Hause geschickt werden. Armer, kranker Junge und so.

Dieses Mal geriet ich jedoch an einen Richter, der keine Lust hatte, das übliche Spiel mitzuspielen. Mein Anwalt erzählte ihm routiniert von der psychischen Erkrankung meiner Mutter, meiner ADHS und wie das alles den kleinen, bedauernswerten Jungen formte, der ich ganz offensichtlich war. Der Richter hörte dem Anwalt kaum zu, sondern war vielmehr damit beschäftigt, in meiner Akte zu blättern, in der sich bereits irgendetwas zwischen 80 und 140 Strafanzeigen angesammelt hatten. Irgendwann blickte er auf, sah mir in die Augen und erklärte ganz offen, er gehe nicht davon aus, dass ich mich in Zukunft bessern würde. Die einzige Möglichkeit, mir die Folgen meines Handelns begreiflich zu machen, läge seiner Meinung nach darin, mich ins Gefängnis zu stecken. Als pädagogische Maßnahme für mich, als Schutz für meine Mitmenschen und als abschreckendes Beispiel für alle, die glaubten, die Justiz ließe sich auf Dauer veralbern.

Ich dachte zuerst, ich hätte mich verhört. Ich sollte in den Bau? Ich? Ich war doch praktisch noch ein Kind, das konnte der Typ doch nicht machen. Mein Anwalt war von der Ansage des Richters offenbar ähnlich geschockt, denn er begann sofort, auf den Rechtsdiener einzureden – armer Junge, wird sich bessern, gute Sozialprognose und so weiter. Das alles prallte an dem Richter ab, er glaubte dem Anwalt kein Wort. Und um ehrlich zu sein, glaubte ich auch nichts von dem Kram, den mein Verteidiger erzählte. Sollte ich an diesem Tag wieder ohne jede Strafe davonkommen, würde ich genau so weitermachen, wie ich es die Jahre zuvor getan hatte. Mir war das völlig bewusst, auch wenn ich es in dieser Situation aus sicherlich nachvollziehbaren Gründen nie zugegeben hätte.

Dann aber sagte mein Anwalt einen magischen Satz, der den Richter nachdenklich machte: »Abgesehen von all den unverschuldeten Problemen, mit denen er zu kämpfen hat, will Herr Wolter sein Leben von Grund auf ändern und zur Bundeswehr gehen.«

Das machte den Richter stutzig. »Ist das so?«, fragte er mich, und ich nickte.

Tatsächlich wollte ich zur Bundeswehr, um dort meinen Wehrdienst abzuleisten, denn die Wehrpflicht gab es zu dieser Zeit noch. Mein Vater war beim Bund gewesen, mein Großvater auch, da hatte sich für mich nie die Frage gestellt, zu verweigern. Allerdings hatte ich angenommen, damit noch warten zu können, bis ich zumindest volljährig war.

Mein Anwalt erkannte seine Chance und setzte sofort nach: »Herr Wolter sieht ein, dass es so nicht weitergeht, Herr Wolter bedauert sein Verhalten zutiefst, Herr Wolter möchte nur eine Chance, sein Leben endlich zu ändern ...«

Der Richter blieb skeptisch, aber mein Anwalt quatschte ohne Pause auf den Mann ein. Der ließ sich schließlich tatsächlich erweichen und sah von einer Verurteilung ab. Allerdings nur unter der Bedingung, dass ich zur Bundeswehr ging. Jetzt, nicht irgendwann.

Okay, das kam für mich überraschend, aber ich konnte damit leben, sehr gut sogar. Hauptsache, ich wanderte nicht in den Bau. Ich erklärte mich sofort einverstanden und die Verhandlung war beendet. Glücklicherweise kann man sich bereits mit 17 Jahren zur Bundeswehr mel-

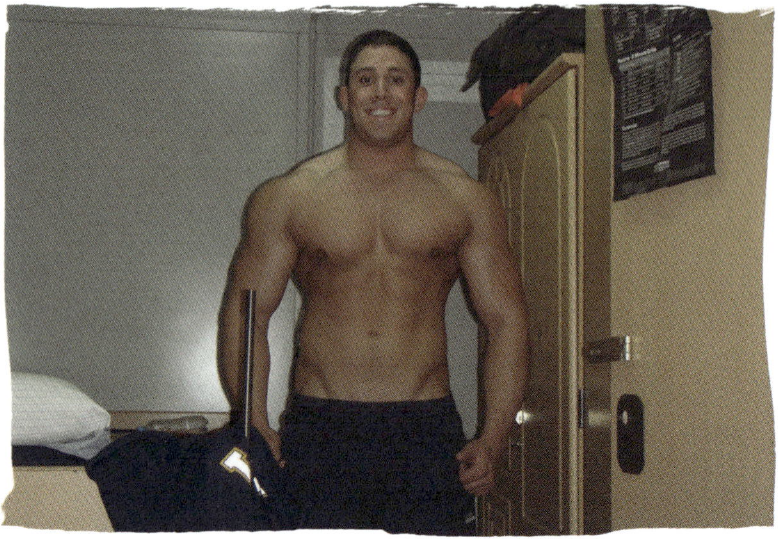

*Als junger Soldat 2008 in Kabul, Afghanistan*

den, sodass meiner Bewerbung dort nichts im Weg stand. Noch am selben Tag ging ich zu einem Kreiswehrersatzamt der Bundeswehr in Berlin, wie die Karrierecenter damals noch hießen. Dort erklärte ich, dass ich sofort meinen Grundwehrdienst antreten wolle.

Einige Wochen später, am 4. Oktober 2004, war es dann so weit: Ich wurde eingezogen. Ich bezog eine Stube in einer Kaserne in Bremerhaven und war von nun an Soldat. Noch auf Probe und in Ausbildung, aber immerhin.

Man hätte erwarten können, dass ich mit dem Drill, der Disziplin und der strengen Hierarchie bei der Bundeswehr nicht zurechtkam. Immerhin war es all die Jahre zuvor nicht unbedingt eine meiner Stärken gewesen, mich an Regeln oder Gesetze zu halten. Aber das genaue Gegenteil war der Fall. Ich liebte den Wehrdienst beinahe vom ersten Tag an. Die Zeiten des planlosen Herumgammelns und ständigen Kiffens waren vorbei. Ich hatte jetzt eine Aufgabe, war Teil einer Gruppe und tat zum ersten Mal in meinem Leben sinnvolle Dinge. Vom ersten Tag an war ich ein ausgesprochener Mustersoldat. Zumal ich wusste, dass man hier mit Leuten, die glaubten, Probleme mit der Faust lösen zu können, nicht gerade zimperlich umging. Wer beim Bund gewalttätig wurde, landete sehr schnell in einem Militärgefängnis oder, wenn man sich in einem Auslandseinsatz befand, vor einem Kriegsgericht. Das war eine völlig andere Geschichte, als einem Jugendrichter etwas von ADHS zu erzählen.

Sport hatte zuvor schon meinen Alltag bestimmt, aber beim Bund war Bewegung Pflicht, und diese Schraube wurde ordentlich angezogen. Aber auch das gefiel mir. Dazu wurde mir eine Menge Wissen vermittelt, nicht nur aus Büchern. Ich lernte, was Kameradschaft war, was Respekt und Vertrauen bedeuteten. Und ich lernte, dass die Bundeswehr ein Ort war, an dem es absolut keine Bedeutung hatte, wer ich vorher gewesen war. Hier spielte es keine Rolle, ob man arm oder reich, schön oder hässlich, klug oder dumm war. Hier zählte nur, was man konnte, was man leistete und wie man sich verhielt. Der Rest war völlig irrelevant.

In der Schule war ich regelmäßig gehänselt worden. Nicht nur, weil ich verhaltensauffällig gewesen war, sondern auch wegen meines Aussehens. Meine schiefen Zähne und die abstehenden Ohren waren regelmäßig das Ziel von Hohn und Spott gewesen. Beides hatte teilweise sehr üble Ausmaße angenommen – heute würde man wohl von Mobbing sprechen. Kinder können eben richtige kleine Arschlöcher sein, wenn sie sich erst einmal auf jemanden eingeschossen haben. Aber ich will mich nicht als Opfer darstellen, ich habe es einigen meiner Schulkollegen handfest heimgezahlt. Trotzdem war ich nicht gerade komplexfrei, was mein Aussehen anging.

Bei der Bundeswehr spielte mein Äußeres praktisch über Nacht überhaupt keine Rolle mehr. Natürlich wurde ich hie und da mal verarscht, aber das passierte eben nicht nur mir, sondern allen anderen Kameraden auch. Wie wenig das Aussehen und wie viel die Leistung bedeutete, merkte ich auch, als ich das erste Mal meinem Kompaniefeldwebel begegnete. Der Mann war in meinen Augen klitzeklein, vielleicht 1,55 Meter groß, aber niemand wäre bei seinem Anblick auf die Idee gekommen, zu lachen oder ihn nicht ernst zu nehmen. Ja, der Mann war nicht groß, aber allein an seiner Art zu gehen konnte man erkennen, dass er vor Selbstbewusstsein strotzte. Er war eine richtige Maschine und man konnte gar nicht anders, als ihn von der ersten Sekunde an zu respektieren, denn die Autorität kam ihm aus jeder Pore.

Sportlich änderte sich für mich eine Menge, denn das Programm der Bundeswehr war nicht nur deutlich umfangreicher als mein bisheriges, sondern es sah dazu auch noch völlig anders aus. Seit ich Kraftsport ernsthaft betrieben hatte, hatte mein Trainingsprogramm aus pumpen, pumpen, pumpen, pumpen, essen, essen, pumpen, pumpen bestanden. Beim Bund änderte sich das zu laufen, laufen, laufen, laufen, essen, essen, laufen, laufen. Eine völlig andere Welt. Konditionell sind Kraftsportler tendenziell nicht dafür ausgelegt, längere Strecken zu laufen, auch wenn das Kardiotraining durchaus Bestandteil des Programms ist. Ich konnte mit dem Bundeswehrlevel aber zum Glück ganz gut mithalten, da ich neben dem Bodybuilding auch regelmäßig Handball gespielt hatte. Trotzdem nahm ich noch während meiner neunmonatigen Grundausbildung zehn Kilogramm ab. Ich fühlte mich zwar fit und gesund, kam mir aber vor wie ein Strich. Doch das belastete mich nicht, denn im Gegenzug gab mir die Bundeswehr so viel.

Als sich das Ende meiner Grundausbildung langsam abzeichnete, sprach mich mein Spieß, der Kompaniefeldwebel, an. Er fragte mich geradeheraus, welche Optionen ich außerhalb der Bundeswehr hätte.

Die Frage konnte ich ihm, ohne zu überlegen, offen und ehrlich beantworten: »Überhaupt keine. Entweder lande ich im Knast oder auf der Straße.«

Das war keine Übertreibung. Ich war kein Idiot und mir war klar, wohin mich mein Weg führen würde, wenn ich ihn wie bisher weiterginge. Ich hatte einen nicht besonders glänzenden Schulabschluss und keine Berufsausbildung. Meine Freizeit vor der Bundeswehrzeit hatte aus Bodybuilding, kiffen und Schlägereien bestanden. Mit Letzterem hätte ich zum Wohle meiner Zukunft sicher aufhören können, aber was hätte mir das gebracht? Noch mehr Sport und noch mehr Kiffen, sonst nichts. Ich hatte überhaupt keine Ahnung, was ich mit meinem Leben anstellen sollte.

»Dann bleib doch einfach hier«, schlug der Spieß vor. »Verpflichte dich.«

Ich war mir unsicher. Wenn ich mich für die nächsten vier Jahre verpflichtete, würde das bedeuten, vier Jahre meines Lebens zu verlieren. Mit gerade einmal 18 Jahren kam mir das wie eine Ewigkeit vor. Auch wenn ich keine Pläne für meine Zukunft hatte, wollte ich mich zumindest nicht sofort festlegen. Andererseits war die Bundeswehr das Beste gewesen, was mir bis zu diesem Zeitpunkt passiert war. Ich hatte hier so viel gelernt und zum ersten Mal das Gefühl, angekommen zu sein. Ich bereitete keine Probleme und im Gegenzug wurden mir keine Probleme gemacht. Natürlich gab es auch beim Bund den einen oder anderen, dessen Autorität ich persönlich nicht unbedingt anerkannte. Aber ich hätte mir eher die Zunge abgebissen, als mit diesen Leuten Stress anzufangen, immerhin handelte es sich um Vorgesetzte. Draußen sah meine Welt völlig anders aus, und dass ich in meine alten Muster zurückfallen würde, war wahrscheinlich eine Frage von Tagen. Es sprach also eigentlich alles dafür, mich zu verpflichten.

Der Feldwebel nahm mir schließlich die Entscheidung ab. »Dann verpflichte dich erst mal nur für zwei Jahre. Danach sehen wir weiter.«

Das klang tatsächlich schon weit weniger lang.

»Zwei Jahre sind ja erst mal okay, ich überleg's mir«, sagte ich wie beiläufig, obwohl mein Entschluss schon feststand. Der Spieß freute sich wirklich darüber, dass ich zumindest ernsthaft darüber nachdachte, mich zu verpflichten.

Ich erledigte noch vor Ende meiner Wehrpflicht den nötigen Papierkram und war nun Zeitsoldat. Direkt von Beginn an bezog ich einen Sold von 1100 Euro, was für mich eine unfassbare Summe war und das Dreifache dessen, was ich bisher erhalten hatte. Ich kam mir vor wie ein König. Das Geld wurde auch nicht weniger, was daran lag, dass ich so gut wie keine Gelegenheit hatte, es auszugeben. Mir ging es super. Ich liebte meinen Job und wurde dafür sehr gut bezahlt. Was wollte ich mehr? Ich stürzte mich noch verbissener und ehrgeiziger in meine Ausbildung, als ich es zuvor schon getan hatte. Und diese Ausbildung war nicht ohne.

Die Bundeswehr von damals unterscheidet sich deutlich von der heutigen. Zu meiner Zeit war das eine richtige Armee und die Soldaten, die dort dienten, waren knallharte Jungs und Mädels. Im Vergleich dazu ist die Truppe inzwischen richtig weich geworden. Selbst in den härtesten Einheiten wie den Gebirgsjägern, Panzergrenadieren und Fallschirmjägern haben die Soldaten in der Grundausbildung Dienst von fünf Uhr morgens bis vier Uhr nachmittags. Das ist gar nichts! Wir hatten Dienst von vier Uhr morgens bis Mitternacht des nächsten Tages. Wenn ich höre, dass die Leute beim Bund heute schnellstmöglich Feierabend machen wollen, dann frage ich mich, was mit denen nicht stimmt. Die haben keinen Feierabend zu haben, das sind Soldaten. Die sollen sich darauf vorbereiten, in den Krieg zu ziehen und Deutschland zu verteidigen.

Es gab damals keine Schwangerschaftstarnkleidung oder ähnlichen Krempel, auch wenn bereits seit vier Jahren Soldatinnen bei der Truppe waren. Man wurde angeschrien, wenn man sich zu langsam bewegte, und man musste 50 Liegestütze machen, wenn man schräg guckte. Man lernte Nähen, Bügeln und Kochen und überhaupt war die Bundeswehr weiß Gott nicht darum bemüht, sich als ein möglichst attraktiver Arbeitgeber zu präsentieren. Man wurde dort so lange geschliffen, bis man entweder hinwarf oder ein ernst zu nehmender Soldat geworden war, der sowohl im Gefecht bestehen konnte als auch im Zivilleben ohne Mutti und Freundin sehr gut zurechtkam. Und tatsächlich hat mich die Bundeswehr zu einem richtigen Mann gemacht. Vom kleinkriminellen Kiffer, der ich vorher war, war sehr schnell nicht mehr viel übrig. Ich erkannte mich schon nach einigen Monaten nicht mehr wieder. Und das liebte ich an diesem Verein.

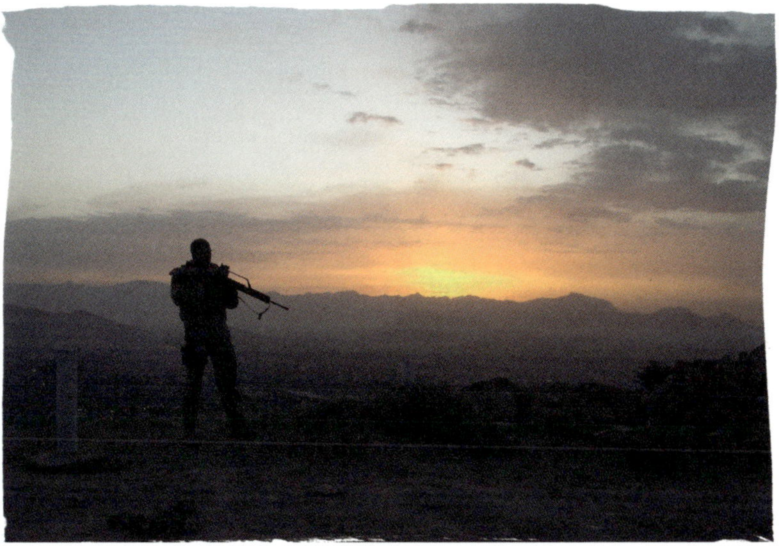

*Rückkehr von einem Nachteinsatz am »TV Hill« in Afghanistan*

# Krieg

Meine Einheit war auf dem Weg zu einem Militärflughafen. Wir fuhren im Konvoi und hatten den Auftrag, unseren vorgesetzten General einzusammeln und ins Lager zu begleiten. Die Hitze war an diesem Tag wieder unerträglich, gerade in den Fahrzeugen und in voller Montur. Aber so war das eben. Wir fuhren aufs Rollfeld, wo das Flugzeug gerade eben zum Stehen gekommen war. Der General lief eilig die Stufen hinab und stieg, ohne sich noch einmal umzudrehen, in unseren Wagen. Unser Fahrer wendete gerade, als es plötzlich einen dumpfen Knall gab.

»Fahr! Fahr! Fahr!«, rief ich vom Rücksitz aus.

Der Kamerad am Steuer ließ sich nicht lange bitten und trat aufs Gas. Mein Blick fiel auf die gerissene Frontscheibe unseres Geländewagens, in der eine Kugel steckte, die höchstwahrscheinlich dem General gegolten hatte.

»Scharfschütze der Taliban«, rief der Fahrer zu uns nach hinten.

Der General und ich nickten, während unser Konvoi durch den Sand zurück in das Feldlager preschte. So war das eben in Afghanistan.

Ich hatte meine Ausbildung beendet und war bereit für Auslandseinsätze. Wenn man sich bei der Bundeswehr verpflichtet, dann weiß man, dass diese Einsätze auch tatsächlich jederzeit kommen können und man dahin geschickt werden kann, wo es ernsthaft knallt. Das war bei mir im Jahr 2008 der Fall. Ich wurde im Rahmen der International Security Assistance Force, kurz ISAF, nach Afghanistan verlegt. Unter Führung der NATO beteiligte sich die Bundeswehr an der dortigen Sicherheits- und Wiederaufbaumission. Man kann sich vorstellen, dass ich mich über den Marschbefehl nicht unbedingt freute. Zu dieser Zeit war der Krieg gegen den Terror auf dem Höhepunkt und die Truppen der USA, Großbritanniens, Frankreichs, Deutschlands und anderer Nationen stießen auf erbitterten Widerstand der Taliban. Es verging praktisch kein Tag, an dem nicht ein Angriff oder ein Anschlag von ihnen ausging. Zumindest ich spürte weder Sicherheit noch Wiederaufbau.

Dass wir Deutschen überhaupt hier waren, verstand nicht jeder. Viele der Einheimischen nicht und viele unserer Soldaten ebenfalls nicht. Die Bundeswehr hatte den Auftrag, Einheimische zu Soldaten und Polizisten auszubilden. Diese sollten, wenn die alliierten Soldaten irgendwann einmal abzogen, in ihrem eigenen Land für Sicherheit und Struktur sorgen können. Aber davon war man noch sehr, sehr weit entfernt und es gab berechtigte Zweifel, ob es überhaupt einmal so weit sein würde.

Ein Volk von Afghanen, jedenfalls eines, das sich selbst so verstand, existierte praktisch nicht. Zwischen den Menschen in diesem Land herrschten tiefe ethnische und religiöse Klüfte. Die meisten fühlten sich ihrem Stamm, ihrer Region, ihrer Provinz und ihrer religiösen Ausrichtung des Islam sehr viel mehr und sehr viel enger verbunden als diesem riesigen Land.

Man muss sich nur mal vorstellen, was es bedeuten würde, eine funktionierende Polizei in ganz Deutschland aufzubauen, wenn sich Hessen, Rheinländer, Sachsen, Hamburger, West- und Ostberliner, Katholiken, Protestanten und jede weitere nur denkbare Menschengruppe nicht nur tief misstrauten, sondern sich sogar ganz offen hassten. Man würde wahrscheinlich sagen, dass diese Aufgabe unmöglich zu bewältigen sei. In Afghanistan bedeutete das, dass es zwischen den Rekruten immer wieder zu Schlägereien und Schießereien kam. Sehr viele erschienen einfach nicht zum Dienst oder desertierten.

Die Taliban hatten in so einem Land sehr leichtes Spiel. Es gab praktisch keine Infrastruktur und überall herrschten Gewalt und Armut.

Die Talibankämpfer selbst kamen dabei oft noch nicht einmal aus Afghanistan, sondern aus arabischen Ländern, Usbekistan oder Pakistan. Ein wilder Haufen Fanatiker, der aus zwei Gründen in diesem Land war: möglichst viele neue Anhänger zu finden und so viele ausländische Soldaten wie möglich zu töten.

Ich hatte damals den Rang einen Stabsgefreiten und war mit anderen Soldaten im ISAF-Hauptquartier stationiert. Das Camp befand sich mitten im Zentrum der afghanischen Hauptstadt Kabul im Nordwesten Afghanistans. Dort befanden sich zu Spitzenzeiten knapp 2400 Soldaten der Bundeswehr.

Ich stand vom ersten Tag in Afghanistan an unter Strom. Es herrschten im Sommer Temperaturen von bis zu 50 Grad, die nicht angenehmer wurden dadurch, dass man seine komplette Ausrüstung am Leib trug. Dazu kam natürlich die permanente Lebensgefahr, in der man sich befand. Ich fühlte mich, als wäre ich auf einem anderen Planeten. Natürlich war ich gewissenhaft auf meinen Einsatz in Afghanistan vorbereitet worden. Aber wenn man wirklich dort ist, merkt man sehr schnell, dass eine gute Ausbildung bestenfalls eine Grundlage dafür sein kann, damit fertigzuwerden, was einen erwartet.

Wir Deutschen leben seit Ende des Zweiten Weltkriegs in Frieden. Für uns ist »Krieg« zu einem völlig abstrakten Begriff geworden, zu dem wir keinen wirklichen emotionalen Bezug mehr haben. Krieg gibt es im Fernsehen in Schwarz-Weiß oder im Kino, wo sich Soldaten Mann gegen Mann auf dem Schlachtfeld begegnen oder im Dschungel von Vietnam Partisanen aus Erdlöchern springen. Natürlich gibt es auch heute noch Kriege, aber die finden alle irgendwo auf der Welt statt und zwischen Konfliktparteien, die einen im Grunde nichts angehen. Wir hier in Deutschland, so scheint es zu sein, haben Krieg überwunden. Er ist etwas Altmodisches, etwas Unbekanntes. Krieg ist für uns ein Relikt aus vergangenen Tagen geworden, mit dem uns emotional etwa genauso viel verbindet wie mit der Sklaverei oder dem Untergang des

Römischen Reiches: Alles lange her und es betrifft uns sowieso nicht. Und wenn es seit 1945 doch irgendwo mal knallte, dann schaffte es Deutschland immer, sich mit dem Verweis auf seine Geschichte aus der Nummer herauszukaufen.

Das änderte sich schlagartig, als der Bundestag 1998 grünes Licht für die Einsätze im Kosovokrieg und kurz darauf, nach den Anschlägen vom 11. September 2001, auch für den Einsatz in Afghanistan gab. Plötzlich waren es auch deutsche Soldaten, auf die geschossen wurde. Ob sie zurückschießen durften, war zu Beginn noch unklar. Als ich in Afghanistan war, gab es diese Debatte zum Glück nicht mehr. Ein größeres Gefühl der Sicherheit bescherte mir das aber auch nicht.

Mein Einsatzgebiet war breit gefächert. Ich unterstützte Eskortierungen ranghoher Offiziere oder von ausländischen und einheimischen Würdenträgern. Dazu kamen Patrouillen durch Gegenden wie Bagrami oder wir unterstützten andere Einheiten bei der Suche nach Talibankämpfern. Jeder Einsatz, jeder Tag war lebensgefährlich, und das spürt man pausenlos am ganzen Leib. Vom ersten Moment des Tages an bis zum Einschlafen schoss einem das Adrenalin durch den Körper. Jede Sekunde steht man unter Hochspannung. Das kleinste Geräusch, die geringste Abweichung vom normalen Tagesablauf lässt einen aufhorchen. Und irgendwann erreicht man den Punkt, an dem man sich nicht mehr nur an das Adrenalin gewöhnt hat, sondern an dem man süchtig danach geworden ist. Der Körper erleidet Entzugserscheinungen, sobald der Puls heruntergeht und so etwas wie Entspannung einzutreten scheint. Man wird zu einem Adrenalinjunkie, und wenn ich »Junkie« sage, dann meine ich das wortwörtlich. Der Begriff wird gern verwendet, um irgendwelche Mountainbiker oder Bungeespringer zu beschreiben. Aber ich wage zu behaupten, dass keiner von denen eine Ahnung hat, wie mächtig sich Adrenalin im Körper anfühlen kann, wenn man über Wochen hinweg seinen Spiegel aufrechterhält. Und wie mies es sich anfühlt, wenn es der Körper einem wieder entzieht.

Gelegenheiten, mich an Adrenalin zu gewöhnen, bekam ich genügend, denn wirklich jeden Tag passierte irgendeine Scheiße. Mal fuhr einer unserer Wagen auf eine Landmine oder löste eine improvisierte Sprengfalle aus, mal wurden wir beschossen oder gerieten in einen groß angelegten Hinterhalt. Jeder einzelne Tag war der absolute Stress. Selbst normale Routineeinsätze konnten sich sehr schnell als ein echter Albtraum entpuppen.

Die Einheit, der ich angehörte, war im Auftrag der NATO im Land und verfügte aufgrund unserer speziellen Aufgaben über Sondergenehmigungen, die normale Soldaten der Bundeswehr im Einsatz nicht hatten. Wir durften unsere Waffen geladen lagern, was unter normalen Umständen strengstens verboten war. Außerdem hatten wir die Genehmigung, das Lager auch ohne Konvoi zu verlassen, was normalerweise zwingend vorgeschrieben war. Ein Konvoi besteht aus mindestens drei Fahrzeugen. Das erste Fahrzeug fährt vorneweg und sorgt dafür, dass der normale Straßenverkehr Platz macht und andere Hindernisse aus dem Weg geräumt werden. Das mittlere Fahrzeug enthält die zu transportierende Fracht oder die Person, die geschützt werden muss. Das letzte Fahrzeug schließlich hat die Aufgabe, den gesamten Konvoi abzusichern. Meist befindet sich darauf auch ein großes Geschütz mit einem Gunner, der in der Lage ist, potenzielle Angreifer schon aus der Distanz zu stoppen. In Afghanistan befanden sich auf den Sicherungsfahrzeugen riesige Warnschilder, auf denen in drei Sprachen stand, dass man sich mindestens 50 Meter von uns fernhalten sollte, wenn man nicht irrtümlich beschossen werden wollte.

An einem Tag fuhren wir dank unserer Sondergenehmigung nicht im gut erkennbaren Konvoi, sondern solo mit einem unauffälligen Zivilfahrzeug los. Wir sollten einen italienischen Offizier an einen Zielpunkt außerhalb des Lagers bringen. Natürlich sahen diese Fahrzeuge ziviler aus, als sie es tatsächlich waren. Denn erstens waren diese Chevrolet Suburbans oder Mercedes-G-Klassen, die wir meist nahmen, vollständig gepanzert und zweitens befanden wir uns als voll bewaffnete Soldaten darin. Mit einem dieser Wagen waren wir unterwegs. Unser Weg führte uns durch eine größere Stadt, in der bereits am Vormittag die Hölle los war. Überall liefen Menschen umher, wie es ihnen gerade passte, und machten auch vor den Straßen keinen halt. Zusätzlich war der Verkehr mörderisch, sodass wir kaum vorwärtskamen.

Als wir uns mit etwas mehr als Schritttempo vorwärtsbewegten, geschah das Schlimmste, was in so einer Situation passieren kann: Ein Einheimischer achtete nicht auf uns, lief uns vor den Wagen und wurde angefahren. Sofort brachen alle um unser Auto herum in Hektik aus. Sie fluchten, schrien und forderten uns auf, aus dem Wagen zu steigen. Was wir natürlich nicht taten oder, besser gesagt, wir Bundeswehrsoldaten nicht taten. Denn für solche Situationen gab es ein Verfahren, an das man sich zwingend zu halten hatte. Dieses sah vor, die Scheibe ein wenig herabzufahren und eine Karte herausfallen zu lassen. Auf dieser stand, dass sich das Unfallopfer beim nächstgelegenen Feldlager melden sollte, wo man es umfangreich und selbstverständlich kostenlos medizinisch versorgen würde.

Dieses Verfahren war dem Italiener entweder nicht bekannt oder er ignorierte es bewusst. Denn kaum lag der Afghane auf dem Boden, drückte der Offizier die Tür auf und sprang ins Freie, um sich nach dem Befinden des Mannes zu erkundigen. Für uns als Personenschützer war diese Situation der blanke Horror.

Mein Kamerad blieb am Steuer des Wagens sitzen, um jederzeit losfahren zu können, ich sprang mit dem Gewehr in der Hand ebenfalls aus dem Auto. »Get in the car!«, schrie ich dem Offizier entgegen.

Der beachtete mich allerdings nicht, sondern kümmerte sich weiter um den Mann, der langsam wieder auf die Füße kam. Die Menschentraube um uns herum wurde immer größer und ich hatte das Gefühl, dass mir das Adrenalin gleich die Schädeldecke sprengen würde. Die Taliban waren gerade in dieser Gegend extrem aktiv und es herrschte die höchste Terrorwarnstufe. Und ich stand hier auf offener Straße als einziger bewaffneter Soldat. Natürlich war den Leuten um uns herum spätestens jetzt klar, dass sie es mit Militärangehörigen zu tun hatten. Aber anstatt sich zurückzuziehen, kamen sie immer näher an uns heran. Die Kinder fragten nach Süßigkeiten, die Erwachsenen nach Wasser oder Geld. Wohin ich auch sah, blickte ich in Gesichter, die mich teils lachend, teils sehr ernst anblickten.

»Get in the fucking car!«, schrie ich erneut, aber wieder reagierte der Offizier nicht.

Die Leute um uns herum kamen langsam näher und näher. Einige blickten noch immer freundlich, aber auch die aggressiv dreinblickenden Gesichter nahmen zu. Teils waren die Leute außer sich, weil wir fremde Soldaten waren, teils weil wir einen der Ihren angefahren hatten. Sie kamen immer näher und schrien und gestikulierten wild. Zudem näherten sich uns immer mehr Menschen, die Schusswaffen bei sich trugen. Mir reichte es jetzt. Die ganze Situation konnte jede Sekunde völlig außer Kontrolle geraten, wenn wir nicht sofort von hier verschwanden.

Ich hob das Gewehr und feuerte einen Warnschuss in die Luft ab, damit die Leute sahen, dass wir nicht zum Spaß hier waren und sie uns gefälligst in Ruhe zu lassen hatten. Die Zivilisten wichen erwartungsgemäß einige Schritte von uns zurück. Ich rannte um den Wagen herum, öffnete die Heckklappe unseres Jeeps und packte den Offizier am Kragen. Der Mann schrie wie am Spieß, tobte und fluchte auf Italienisch wie ein Weltmeister, aber das war mir egal. Praktisch jeder um uns herum konnte noch in diesem Augenblick eine Waffe ziehen oder eine Bombe zünden. Und ich wollte nicht draufgehen, bloß weil der feine Herr hier den barmherzigen Samariter spielen musste. Mit einem Ruck bugsierte ich den Mann ins Auto, warf die Heckklappe zu und sprang selber wieder ins Innere. Sofort trat der Fahrer aufs Gas und wir machten, dass wir von dort wegkamen.

Der Offizier hinter mir brüllte inzwischen auf Englisch, dass er mich vor ein Kriegsgericht stellen lassen würde. Immerhin hatte ich mich an einem ranghöheren Offizier vergriffen. So weit kam es dann aber nicht. Der Fall wurde natürlich intern untersucht, aber man stellte fest, dass der Offizier sich wie ein Idiot benommen hatte, und lobte mein Verhalten ganz ausdrücklich.

Diese und ähnliche Situationen waren für meine Kameraden und mich Alltag in Afghanistan. Vielleicht veranschaulicht das ein bisschen, was Krieg tatsächlich bedeutet. Vermutlich waren weder der Offizier noch mein Kamerad und ich in tatsächlicher Gefahr. Zumindest versuchte niemand, uns in die Luft zu sprengen, oder schoss auf uns. Trotzdem sind solche Situationen der pure Stress, weil man weiß, was alles passieren könnte. Das lässt sich mit nichts vergleichen, was man vorher oder hinterher erlebt hat.

Schon frühmorgens, noch bevor irgendetwas passierte, rauschte mir das Blut nur so durch die Adern. Kaum dass man etwas gegessen hatte, sammelten wir uns bereits im Stützpunkt, bewaffneten uns und checkten unsere Fahrzeuge. Die Kisten mussten vollgetankt sein und genügend Wasser und Nahrung an Bord haben. Zusätzlich nahmen wir immer Süßigkeiten mit, falls wir auf einheimische Kinder stießen. Es war schon beschissen genug, zwischen Soldaten aufzuwachsen, da sollten sie uns wenigstens in guter Erinnerung behalten und nicht als Besatzer oder Unterdrücker. Zusätzlich luden wir Hand- und Feuergranaten auf. Dazu kam, wenn der Einsatz es erforderlich machte, ein schweres Bordgeschütz.

Am Schluss prüften wir, ob die Vorrichtung zum Ausbrennen des Wagens intakt war. Jedes Einsatzfahrzeug hatte diese Vorrichtung, meist ein Kabel, an dem man fest ziehen musste. Sie sollte verhindern, dass das Fahrzeug in die Hände des Feindes geriet, denn mit einem gepanzerten Jeep hätten die Taliban sicher etwas anfangen können. Viel wichtiger noch war aber, dass niemand an unser Kartenmaterial, die Liste unserer Funkfrequenzen und andere geheime Informationen kam, die man sofort gegen uns hätte einsetzen können. So aber reichte ein Ruck am Kabel, und der Wagen brannte innen vollständig aus.

Sobald wir alles beisammenhatten, folgte die Einsatzbesprechung mit anschließender Gefahrenbewertung.

Wenn man sich jetzt vorstellt, dass diese morgendliche Vorbereitung in launiger Stimmung passiert wäre, dann irrt man sich gewaltig. Niemand von uns sagte ein Wort, das nicht dienstlich war. Natürlich gab es Jungs, die ihre Angst mit witzigen Sprüchen zu tarnen versuchten, aber alles in allem herrschte eine ernste Stimmung. Jeder Einzelne stand vollständig unter Strom, das Adrenalin schoss einem durch den Körper. Wir zogen jeden Tag aufs Neue in den Krieg, und genauso fühlte es sich auch an.

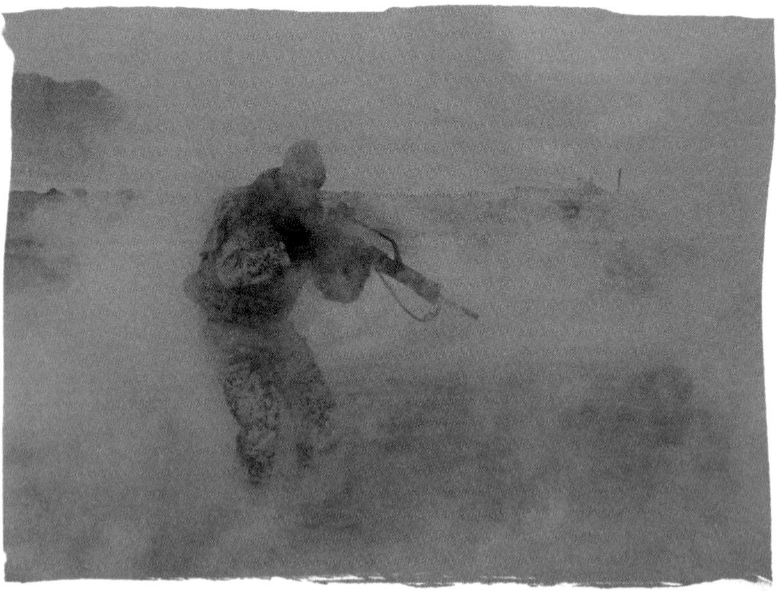

*Tarnung während des Beschusses mit Rauchgranaten*

# Der Tod kennt keine Gnade

In Abständen von mehreren Autostunden um das Basislager herum existierten sogenannte Combat Outposts, Außenposten der Alliierten. Diese waren deutlich kleiner als die großen Feldlager und hatten den Zweck, eine Art Schutzring um das Basislager zu bilden. Außerdem erreichte man von dort aus die nahe gelegenen Städte deutlich schneller. Das bedeutete, dass man weniger Strecke zu fahren hatte. Und weniger Strecke hieß eine geringere Wahrscheinlichkeit, über eine Mine zu fahren oder von einer anderen Straßenbombe erwischt zu werden.

Ich war zu jener Zeit in einem dieser Außenposten stationiert. In den Zuständigkeitsbereich der NATO fiel eine kleinere Stadt etwa eine Autostunde nördlich davon. In den letzten Wochen hatte es dort immer wieder Anschläge von Aufständischen gegeben, die gezielt Menschen und Einrichtungen angriffen, von denen bekannt war, dass sie in irgendeiner Form mit der Bundeswehr oder anderen Alliierten zusammenarbeiteten. Meistens waren es Polizeiwachen oder Büros von Unternehmen, mit denen wir handelten. Irgendwann war dieser Zustand nicht mehr haltbar, weswegen wir den Auftrag bekamen, uns in dieser Stadt nach Aufständischen umzusehen und diese zu verhaften.

Eine im Grunde sinnlose Mission, denn wie sollte man Aufständische, Taliban und ihre Sympathisanten und normale Zivilisten auseinanderhalten? Niemand von ihnen trug Uniform, dazu war der Besitz einer Panzerfaust, eines AK-47 oder eines Jagdgewehrs nichts, das einen zwangsläufig verdächtig machte. Im Grunde war in diesem Land beinahe jeder bewaffnet, so schien es zumindest. Selbst Kinder rannten oft stolz mit einem Maschinengewehr um die Schulter gehängt durch die Straßen, ohne dass sich jemand daran störte. Aber wir hatten nun einmal den Auftrag, also machten wir uns auf den Weg. Zumindest konnten wir auf diese Weise zeigen, dass es uns nicht völlig egal war, wenn unsere Verbündeten angegriffen wurden.

Nach einer langen Einsatzbesprechung setzte sich unser Konvoi in Bewegung. Ziel war eine Polizeistation im Zentrum der Stadt. Dort arbeiteten einige Rekruten, die sich bei uns in Ausbildung befanden, weswegen gerade diese Station besonders häufig angegriffen wurde. Zuletzt war einer der Männer auf seinem Heimweg getötet worden, als eine Bombe neben ihm explodierte. Nach einer etwa einstündigen Fahrt ohne Zwischenfälle hatten wir die Stadt erreicht. Diese war nicht besonders groß, weswegen sich das Treiben auf den Straßen in Grenzen hielt. Einige Geschäfte hatten geöffnet, Kinder spielten vor den Häusern und hin und wieder rollte ein alter Pkw über die staubigen Straßen, die diesen Namen eigentlich kaum verdient hatten. Ein völlig normaler Tag dort, so schien es.

Als wir die Polizeiwache erreichten, stoppten wir und stiegen aus unseren Fahrzeugen. Man war hier an unsere Präsenz gewöhnt, weswegen man uns keine besondere Aufmerksamkeit schenkte. Das war eigentlich immer ein gutes Zeichen, denn wirklich übel wurde es meistens dann, wenn man sich mit uns beschäftigte. Sobald Händler oder Kinder damit begannen, uns zu umringen, konnte jede Situation schnell außer Kontrolle geraten. Die Übersicht zu behalten war immer das oberste Gebot. Ein kleiner Trupp setzte sich jetzt in Bewegung und betrat die Wache, angeführt von einem Sergeant der U.S. Army. Ich hörte ihn drinnen immer wieder nach den Polizisten rufen, aber niemand antwortete. Schulterzuckend kamen er und seine Männer schließlich wieder aus dem Gebäude.

Mein Blick fiel auf eine verrußte Mauer etwa zwei Meter von mir entfernt. Ein Teil der Ziegel schien dort regelrecht herausgesprengt worden zu sein. Offenbar war in der Nähe vor nicht allzu langer Zeit eine Bombe explodiert, ohne jedoch einen nennenswerten Schaden angerichtet zu haben. Viele dieser Bomben waren Eigenbauten und keine Militärsprengkörper, die erbeutet oder auf dem Schwarzmarkt gekauft worden waren. Oft ging das gut für uns aus, weil die Dinger ihren Dienst verweigerten oder sich als besserer Knallfrosch entpuppten.

Der Sergeant und seine Männer waren gerade wieder bei den Fahrzeugen angekommen, als wir eine Detonation hörten. Nicht in direkter Nähe, aber es reichte, um den Boden unter unseren Füßen zu erschüttern. Wir gingen reflexartig in Deckung und versuchten zu sehen, was passiert war. Etwa hundert Meter entfernt erkannten wir eine Häuserreihe, hinter der sich eine gewaltige schwarze Rauchsäule in den Himmel streckte. Dort hatte die Explosion also stattgefunden. Nur wenige Sekunden später hörten wir Schüsse. Manche stammten aus kleineren Handfeuerwaffen, andere aus Maschinengewehren. Wir blickten den kommandierenden Offizier an. Der gab das Zeichen, dass wir uns auf den Rückweg machen sollten. Wir wussten zwar nicht, was genau dort hinten los war, aber nach der Explosion schien eine wilde Schießerei zwischen gegnerischen Gruppen stattzufinden. Und da wollten wir uns in keinem Fall einmischen. Schon gar nicht, wenn überhaupt nicht klar war, wer da gerade auf wen schoss.

Wir machten, dass wir wegkamen, und erreichten unseren Außenposten schnell wieder. Die Tore hatten sich gerade hinter uns geschlossen, als man meldete, dass sich ein afghanisches Polizeifahrzeug unserem Lager näherte. Dieser Wagen stand auf keiner unserer Listen und wir erwarteten auch keinen Besuch aus der Stadt. Allerdings wirkte das Auto unauffällig und hatte in ausreichendem Abstand zum Lager gehalten. Unser Dolmetscher wurde angewiesen, sich mit den Polizisten über Funk zu verständigen und in Erfahrung zu bringen, was sie hier wollten. Nach einem kurzen Gespräch nickte er dem kommandierenden Offizier zu und erklärte ihm, dass es sich tatsächlich um Polizisten aus der Stadt handelte. Der Offizier gab Befehl, den Wagen hereinzulassen. Denn vielleicht konnten diese Männer ja erklären, weswegen die Polizeiwache unbesetzt gewesen war.

Das Tor schloss sich hinter dem Polizeifahrzeug. Der Wagen hielt, zwei Männer in Polizeiuniform sprangen aus den Türen und eröffneten augenblicklich das Feuer aus Maschinenpistolen. Unser Dolmetscher wurde als Erster getötet und fiel mit weit aufgerissenen Augen in den

Staub. Die Männer feuerten wild um sich und rannten ins Lager hinein.

»Scheiße, Scheiße, Scheiße!«, schrie ich und suchte mir wie meine Kameraden Deckung, um wenige Augenblicke später ebenfalls das Feuer eröffnen zu können.

Die beiden Angreifer rannten schreiend und fluchend durch die engen Gassen unseres Außenpostens, versteckten sich hinter Kisten und Containern und feuerten ohne Vorwarnung auf jeden, den sie erblicken konnten. Wir hielten aus allen Richtungen dagegen, bis schließlich erst einer, dann der zweite Mann im Kugelhagel zusammenbrach.

Mein Puls raste und ich suchte Blickkontakt mit meinen Kameraden, konnte aber keinen entdecken. Schließlich wagten sich die ersten Männer aus ihrer Deckung und näherten sich langsam den falschen Polizisten. Selbst wenn sie tot waren, konnten sie einen Sprengsatz tragen und so noch immer gefährlich sein. Das war aber glücklicherweise nicht der Fall. Die Männer waren in jeder Beziehung neutralisiert worden, wie es so schön hieß. Ich zog mir den Helm vom Kopf und lehnte mich an einen der Container.

»Fucking taliban cunts!«, fluchte ein Kanadier etwa zwei Meter von mir entfernt und presste die Hand auf seinen stark blutenden Arm.

»Was für eine verdammte Scheiße«, sagte ich und winkte einen Sanitäter zu uns, damit er sich um meinen Kameraden kümmerte.

Wir hatten unverschämtes Glück gehabt, dass wir eben erst von draußen wieder ins Lager gekommen waren, noch immer in voller Montur und vor allem: bewaffnet. Hätten es die Taliban nur wenige Minuten später in unser Lager geschafft, hätten sie ein Massaker anrichten können. So starben an diesem beschissenen Nachmittag »nur« zwei Kameraden und der Dolmetscher. Dazu kam etwa eine Handvoll Verletzter.

Einer der Toten, ein junger Kerl aus der Türkei, war wie ich ein begeisterter Kraftsportler gewesen. Er hatte erst vor einigen Monaten mit dem Training begonnen, weswegen er sich immer freute, wenn er mit mir gemeinsam pumpen konnte. Ich mochte ihn. Er war regelrecht verknallt in den Sport gewesen und hatte dazu wirklich gute Anlagen. Irgendwann wollte er in seiner Heimat bei einem Wettbewerb mitmachen und ihn gewinnen, erzählte er. Aber erst, wenn er wie Ralf Moeller aussah, von dem er ein riesiger Fan war. Ich hatte immer gelacht, denn wie Ralf Moeller würde der Mann wahrscheinlich nie aussehen: Er war etwa zehn Zentimeter kleiner als Moeller und trotz seines jungen Alters fielen ihm bereits die Haare aus. Aber das mit dem Contest würde er sicher hinbekommen, wenn er nur weiter an sich arbeitete, hatte ich immer gedacht. Nun ja, jetzt würde er es nicht mehr hinbekommen.

Wenn man den ganzen Tag derart voller Adrenalin ist, dann stumpft man emotional irgendwann ab. So ging es mir und vielen Jungs, mit denen ich gemeinsam im Einsatz war. Zu Beginn meiner Zeit in Afghanistan, als mir schlagartig klar wurde, wo ich mich befand, als ich die ersten Explosionen hörte und zum ersten Mal die Toten und Verletzten sah, packte ich mich noch immer streng nach Vorschrift ein: Uniform, Schutzweste, Feuer- und Splitterschutz, Helm, Handschuhe und alle möglichen Arten von Protektoren. Ich wollte schließlich lebendig und vollständig wieder nach Hause kommen, auch wenn mir die Wüstenhitze sehr zu schaffen machte. Irgendwann aber fing ich an, alles um mich herum als völlig normal zu begreifen. Nicht erst nach Monaten, sondern nach wenigen Wochen. Kein Krieg, kein Chaos, einfach Normalität. Jeden Tag explodierte irgendwo in der Nähe eine Granate, eine Bombe oder eine Rakete. Jeden Tag wurden Kameraden verletzt oder kamen in lebensgefährliche Situationen.

Dementsprechend begann ich irgendwann, emotionslos an die Sache heranzugehen. Ich trug bei meinen Einsätzen nur noch Shorts, ein Tanktop, Sonnenbrille und Gewehr, gerade wenn wir wieder einmal in die heißeste Gegend irgendeiner verdammten Wüste geschickt wurden. Mehr Wert als auf Sicherheit legte ich auf Komfort. Ich war deshalb aber kein Spinner, der sich unnötig in Gefahr brachte. Es war mir wichtig, dass Drohnen vor unserem Einsatz die Routen gecheckt hatten, und natürlich waren die Einsatzfahrzeuge immer pingelig mit Waffen, Wasser und Lebensmitteln bestückt. Aber wenn es um mich persönlich ging, brachte ich sehr schnell eine Distanz zwischen mir und den Krieg um mich herum.

Das lag vermutlich daran, dass man immer wieder sah, dass es nicht von Vorbereitungen abhing, ob man lebte oder starb. Schon gar nicht vom eigenen Charakter oder der Einstellung. Wenn Gott (oder für Atheisten: das Schicksal oder der Zufall) wollte, dass du draufgingst, dann war es so. Der Tod war in Afghanistan allgegenwärtig. Ich habe bestens vorbereitete Männer gesehen, die einfach über eine Mine gelaufen sind und das nicht überlebt haben. Absolute Arschlöcher kehrten völlig unversehrt, ohne einen Kratzer aus den gefährlichsten Einsätzen zurück, während wirklich nette Jungs bei einer gewöhnlichen Patrouille einfach von irgendeinem Typ in einer Nebenstraße erschossen wurden. Der Tod machte keinen Unterschied und holte sich, wen er gerade bekommen konnte.

Ich hatte also schnell den Eindruck, dass es ziemlicher Unsinn war zu versuchen, sich irgendwie um den Tod herumzumogeln. Wenn es einen erwischen sollte, dann erwischte es einen. Während meiner etwas mehr als sechs Monate in Afghanistan gab es drei Tote bei einem Selbstmordanschlag in der Stadt Kundus, zwei Tote bei einem Munitionsunfall, einen Selbstmord und unzählige Getötete durch Feuergefechte, Scharfschützen, Hubschrauberabstürze oder ganz ordinäre Verkehrsunfälle. Und das waren allein die deutschen Kameraden. Andere Länder, die wesentlich mehr Soldaten dort stationiert hatten, erlitten deutlich höhere Verluste. Wie schon gesagt: Der Tod war allgegenwärtig und ich habe sehr viele Kameraden, ganz gleich aus welchem Land, in Afghanistan sterben sehen.

Wie schon zu meiner Schulzeit gab es aber auch während meines Einsatzes in Afghanistan eine Sache, die mich immer erdete, wieder runterholte und mir half, nicht durchzudrehen: den Kraftsport. Beim Bund hatte ich keine Gelegenheit zum Training gehabt, dafür waren wir viel zu sehr mit anderen Aspekten unserer Ausbildung beschäftigt. Auch in Afghanistan gab es kaum Zeit und eigentlich auch keine Geräte, um ein bisschen zu pumpen und sich auszupowern. Eigentlich, denn tatsächlich gab es ja glücklicherweise die Amerikaner. Die haben grundsätzlich ein etwas anderes Verhältnis zu Auslandseinsätzen als wir Deutschen. Wenn die Jungs irgendwo hingeschickt werden, gehen sie ganz automatisch davon aus, die nächsten Jahre dort zu bleiben. Und deswegen schleppten sie auch ganz selbstverständlich alles Equipment an, das sie zu brauchen glaubten: Hantelbänke, Rückentrainer, Ruderbänke und ganze Kraftstationen. Es gab praktisch nichts, was sie nicht dabeihatten.

Das Gym, das die Amerikaner sich im Feldlager aufbauten, durfte jeder nutzen, der wollte. Und das tat ich fleißig, sodass ich mir meine verlorene Muskelmasse bald schon wieder zurückgeholt hatte. Jede Minute, die ich entbehren konnte, trainierte ich wie besessen, um gegen dieses stumpfe Gefühl in mir anzukämpfen, das kam, sobald mein Adrenalinpegel abzusacken drohte. Keine Gefahr, kein Nachdenken, nur hartes Training, das war es, was ich in diesen Situationen dringend brauchte. Denn hätte ich über alles nachgedacht, was um mich herum passierte, über all die Toten und Verletzten, dann hätte ich das Feldlager wahrscheinlich nie wieder verlassen.

Jetzt könnte man meinen, dass ich während meines Einsatzes in Afghanistan unglücklich gewesen bin, aber das genaue Gegenteil war der Fall. Ich würde die Monate dort auch heute noch als die glücklichste Zeit meines Lebens bezeichnen. Trotz all der Toten, der Verletzten, der Hitze und der permanenten Gefahr, gleich erschossen oder in die Luft gesprengt zu werden, hatte ich nicht eine Sekunde lang das Gefühl, der ganzen Sache nicht gewachsen zu sein. Ich fühlte mich nie überfordert

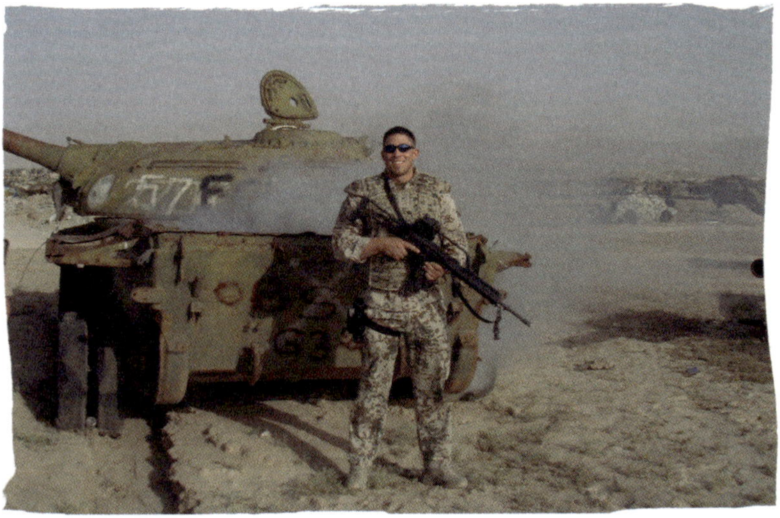

*2008 in Afghanistan auf einem alten russischen Panzerfriedhof*

oder fehl am Platz und es gab nicht einen einzigen Moment, in dem ich mich zurück nach Berlin gewünscht hätte. Natürlich gab es Situationen, in denen ich mich fragte, was ich dort eigentlich verloren hatte. Etwa wenn wir ein Haus stürmten, das angeblich voller Terroristen war, wo wir aber niemanden antrafen – außer einer alten Frau und zwei Kindern. Da platzte man nicht gerade vor Soldatenstolz, aber mir war klar, dass auch so etwas dazugehörte.

Insgesamt waren gerade die Monate im Ausland sehr schwierig, und wenn ich heute an sie zurückdenke, habe ich noch immer auch zwiespältige Gefühle. Aber alles in allem kann ich nur sagen, dass diese Zeit für mich die wertvollste und schönste meines Lebens war.

# Brüder

Wie ich bei der Bundeswehr gelandet bin, habe ich bereits geschildert. Und dass ich keinen einzigen Tag dort jemals bereut habe, habe ich ebenfalls schon erwähnt. Wenn ich heute an meine Zeit beim Bund zurückdenke, dann kommt mir aber vor allem ein Wort in den Sinn: Kameradschaft. Für mich ist das bis heute der wichtigste und mächtigste Aspekt. Die Erinnerung daran lässt alle Gedanken an negative Erfahrungen und unschöne Situationen sofort in den Hintergrund treten. Denn das Ausmaß an Kameradschaft, das ich beim Bund kennenlernen durfte, übertraf alles, was ich persönlich für möglich gehalten hatte. Klar hatte ich auch in meinem Leben vor dem Militär immer wieder Kumpels und Bekanntschaften, manche Leute davon hätte ich vielleicht sogar als meine Freunde bezeichnet, ohne zu wissen, was dieses Wort eigentlich bedeutete. Gerade als Kind oder Jugendlicher ist ja irgendwie jeder ein Freund, den man zweimal die Woche außerhalb der Schule trifft. Aber heute denke ich, dass man jemanden wahrscheinlich nur dann als Freund bezeichnen kann, wenn diese Freundschaft mindestens einmal auf die Probe gestellt wurde und sie den Test bestanden hat.

Beim Bund konnte ich zum ersten Mal in meinem Leben überhaupt erfahren, was Kameradschaft und Freundschaft wirklich ausmachten. Ich durchlebte und durchlitt gemeinsam mit meinen Kameraden Dinge und Situationen, die ich vorher für unüberwindbar gehalten hätte. Und an denen ich allein womöglich in der einen oder anderen Art zerbrochen wäre. Bereits während meines Wehrdienstes und der anschließenden weiteren Ausbildung stieß ich immer wieder an meine körperlichen und psychischen Grenzen. Ich war nie so weit zu sagen, dass ich alles hinwerfe. Aber ohne die Unterstützung meiner Kameraden hätte ich später sehr viele Situationen anders lösen müssen oder vielleicht überhaupt nicht gemeistert. Dieselbe Unterstützung, die ich selbst erfuhr, gab ich auch meinen Kameraden. Und noch bevor wir jemals in einer ernsthaften, lebensbedrohlichen Situation wie einem

Gefecht gesteckt hatten, schuldeten wir uns untereinander schon eine Menge Respekt und Anerkennung. So etwas schweißt jeden wild zusammengewürfelten Haufen mit der Zeit immer enger zusammen. Das alles multiplizierte sich erst recht, als wir in realen Einsätzen außerhalb von Truppenübungsplätzen steckten.

In Afghanistan passierte es immer wieder, dass plötzlich Schüsse fielen. Wir suchten dann augenblicklich Deckung, hockten hinter unseren Fahrzeugen oder einem Hügel im Sand und warteten ab. Meistens wussten wir überhaupt nicht, wer auf uns schoss. Das Einzige, was wir tun konnten, war, zu identifizieren, wie viele Schützen es gab und aus welchen Richtungen die Schüsse kamen.

An eine besonders dramatische Situation kann ich mich heute noch sehr gut erinnern. Ich wurde gemeinsam mit einigen Jungs zu einem winzigen Dorf gebracht. Aufnahmen einer US-Drohne hatten zuvor verdächtig viel Aktivität für so ein kleines Dörfchen festgehalten. Das ließ unsere Kommandeure daran zweifeln, dass sich dort nur Zivilisten aufhielten, und sie vermuteten Kämpfer der Taliban. Keine der ganz großen Nummern, aber innerhalb der Organisation wichtig genug, um sich der Sache ernsthaft anzunehmen. Also schickte man uns hin, damit wir uns das Dorf einmal genau ansahen.

Es war gegen Mittag, wir waren zu Fuß unterwegs und die Sonne brannte wirklich erbarmungslos auf uns herunter. Wir schritten langsam die schmalen Gassen entlang und nahmen uns jeden Stall und jedes Haus einzeln vor. Unsere Mission war offiziell friedlich. Wir führten also keinen Krieg in Afghanistan, sondern sollten lediglich die Sicherheit der Bevölkerung gewährleisten und beim Wiederaufbau des völlig zerstörten Landes helfen. Dementsprechend war unser Auftreten sehr bestimmt, aber freundlich. Wir grüßten die Dorfbewohner und gaben Kindern, die zu uns kamen, Süßigkeiten. Wir traten auch keine Türen ein, sondern klopften höflich und baten darum, uns einmal umsehen zu dürfen. Ein Nein hätte uns zwar nicht davon abgehalten, trotzdem ins Haus einzudringen, aber das musste man den Leuten dort ja nicht zeigen, bevor es so weit war.

Wir hatten eines der kleinen Häuser ohne Ergebnis durchsucht und wollten uns gerade dem nächsten widmen, als es knallte. Zuerst war es ein einzelner Schuss, dann folgte direkt eine ganze Salve. Sofort duckten wir uns und stürmten durch eine dünne Holztür hindurch in eine leer stehende Lehmhütte. Wir drückten uns zu fünft an eine der Wände und zogen die Köpfe ein. Die Schüsse hörten nicht auf. Glücklicherweise durchdrangen die meisten Kugeln die Wände nicht. Nur hin und wieder zerfetzte ein Geschoss einen schwachen Teil des Lehms oder das Holz der Tür und drang bis in die Hütte vor. Wie viele Schützen uns ins Visier genommen hatten, war für uns nicht zu ermitteln. Aber es mussten mindestens drei oder vier sein, das verrieten die unterschiedlichen Richtungen, aus denen die Kugeln kamen. Wir schienen eingekesselt zu sein und saßen buchstäblich in der Falle. Per Funk teilten wir dem Kommando unsere Situation mit und man versprach, uns möglichst schnell dort herauszuholen. Das würde aber einige Minuten in Anspruch nehmen. Um zu verhindern, dass sich der Feind uns näherte, erwiderten wir das Feuer bei jeder sich bietenden Gelegenheit. Wir schossen durch jede Öffnung und jede Lücke in den Brettern um uns herum, um zu verhindern, dass man uns zu nahe kam. Alles, was in dieser Situation zählte, war, den Feind auf Distanz zu halten. Und tatsächlich wagte sich niemand an den Bretterverschlag heran.

Keiner von uns sagte ein Wort, wir tauschten nur ernste Blicke. Immer weiter wurde auf die Hütte geschossen, nur gelegentlich gab es Pausen, in denen jemand aus irgendeiner Richtung in schlechtem Englisch »Come out!« rief. Das konnten wir selbstverständlich nicht tun, denn uns war klar, dass man uns entweder entführen und foltern oder gleich auf offener Straße exekutieren würde. Also blieben wir, wo wir waren, und beantworteten jede Aufforderung von außen mit Gewehrsalven, woraufhin direkt die nächsten Schüsse auf unseren notdürftigen Unterschlupf einprasselten. Einer unserer Kameraden, ein junger Typ aus Holland, umklammerte das kleine Kreuz an seiner Halskette und begann, ein Gebet zu murmeln. Niemand von uns kommentierte das, denn zu beten war in unserer Situation nicht die schlechteste Idee.

»Come out of the house!«

»Fick dich!«, dachte ich und wischte mir den Schweiß von der Stirn. Die Hütte war ein regelrechter Backofen, und wenn man uns nicht abknallte, dann würden wir hier an einem Hitzschlag sterben. Unsere Situation war hoffnungslos. Die Talibankämpfer, die uns eingekesselt hatten, würden nicht mehr lange darum bitten, dass wir uns ergaben. Noch beschossen sie die Hütte, aber wenn auch nur einer von ihnen eine Handgranate bei sich trug, würde es nicht mehr lange dauern, bis er sie benutzte. Und dann wäre diese Hütte Geschichte und wir mit ihr. Ich riss mir die Sonnenbrille herab und presste meine Hand auf das Gesicht. Das war es also? In die Luft gesprengt oder abgeknallt in einer aus Schlamm und Stroh gebauten Hütte am Arsch der Welt? Meine Gedanken rasten. Wäre ich direkt tot oder würde ich zerfetzt im Sand liegen und verbluten? Was würde aus meinem Vater werden? Wie würde er die Nachricht verkraften? Ich hoffte nur, dass ich ihm oft genug gesagt hatte, was er mir bedeutete und wie dankbar ich ihm für alles war.

Wieder ertönten Schüsse, diesmal aber deutlich mehr und deutlich lauter. Dazu war das Aufheulen eines Motors zu hören. Das klang nach einem amerikanischen Panzerwagen. Jetzt war ich mir sicher, das mächtige Bordgeschütz zu hören, das pausenlos zu feuern schien. Aus der Ferne nahmen wir Stimmen wahr, die etwas auf Paschtunisch riefen. Die Stimmen schienen sich zu entfernen. Einer von uns wagte einen vorsichtigen Blick nach draußen. Tatsächlich standen zwei Panzerwagen der Amerikaner draußen, um uns Deckung zu geben. Der Mann an der Tür gab uns ein Zeichen und wir stürmten hinaus.

»You're welcome«, rief der Marine hinter dem Geschütz und grinste.

Wir gingen zu unserem Wagen, sprangen hinein und folgten den Amerikanern zurück zum Lager. Niemand von uns sagte während der gesamten Rückfahrt auch nur ein Wort. Abgesehen vom Fahrer blickten wir alle zu Boden, nur gelegentlich lächelten wir einander an oder klopften uns auf die Schulter. Wir waren dem Tod gerade noch mal von der Schippe gesprungen.

Unser Verhältnis zueinander hatte sich mit diesem Tag von Grund auf verändert. Wir waren auch vor unserem gemeinsamen Einsatz Kameraden gewesen. Aber jetzt, nach dieser Scheiße in einer verdammten Lehmhütte, waren wir wie Brüder. Das bedeutete nicht, dass wir von diesem Tag an unzertrennlich gewesen wären. Aber uns verband nun etwas, das sich nur sehr schwer beschreiben lässt, wenn man es nicht selbst erlebt hat. Wir konnten uns bereits vorher blind aufeinander verlassen. Aber nun war uns allen klar, dass wir einander jederzeit unsere Leben anvertraut hätten. Es sind genau solche Situationen, auf die einen keine Ausbildung der Welt vorbereiten kann. Und doch machen genau sie den entscheidenden Unterschied zwischen Übung und Ernstfall aus. Schlagartig wird einem in so einer Lage bewusst, dass man sich in einem Land befindet, in dem einen keiner haben will und in dem man niemandem trauen kann, der nicht die gleiche Uniform trägt wie man selbst. Und wer diese Erfahrung mit einem teilt, mit dem ist man wirklich verbunden.

In den letzten Jahren ist es ziemlich in Mode gekommen, Kumpels oder Freunde als Brüder zu bezeichnen. Ständig höre ich, wie Kids, aber auch Erwachsene mit ihren »Brüdern« sprechen: »Bruder, ich schwöre dir, so ist es gewesen, Bruder.« Solches Zeug eben. Das Wort ist zumin-dest hierzulande inzwischen so ausgehöhlt und abgenutzt, dass es praktisch keine Bedeutung mehr hat. Was Bruderschaft heißt, weiß aber nur, wer wirklich mal in eine Situation geraten sind, in der sich ein Kumpel oder ein Kamerad als echter Bruder herausgestellt hat. Als jemand, der dich mit seinem Leben verteidigt, als jemand, der ganz genau weiß, in welcher Scheiße du gerade steckst, und als jemand, der wirklich alles in seiner Macht Stehende tut, um dich dort herauszuziehen. Und der jemand ist, für den du, ohne eine Sekunde nachzudenken, genau das Gleiche tun würdest.

Ich habe keine Ahnung, wie oft ich Kameraden in Afghanistan das Leben gerettet habe. Genauso wenig, wie ich weiß, wie oft mir Kameraden das Leben gerettet haben. Unzählige Male haben wir gemeinsam echte Todesangst durchgestanden. Und das ist wahre Bruderschaft, das ist kompromisslose Liebe. Es gibt plötzlich Leute in deinem Leben, die dir näherstehen als deine leiblichen Geschwister oder dein eigener Vater. Menschen, die du vor einigen Monaten oder Wochen noch gar nicht kanntest, verdankst du plötzlich dein Leben.

Kameradschaft und Bruderschaft: Das hat mich mein Auslandseinsatz gelehrt. Die Ausbildung bei der Bundeswehr hat mich zu einem Mann gemacht. Aber in Afghanistan sind mir Eier aus Stahl gewachsen.

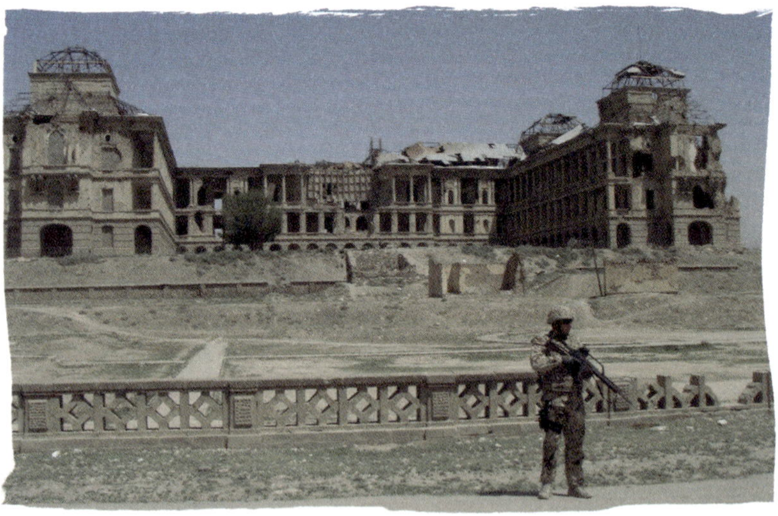

*2008 in Afghanistan vor dem von Russen zerbombten Königspalast*

## So wirst du zum Beast!

### *Tipp 2: Visualisiere deine Ziele!*

Visualisierung ist alles. Wenn du dich sportlich entwickeln willst, beruflichen Erfolg möchtest oder in deiner Beziehung weiterkommen willst, dann musst du dir Ziele setzen und sie dir täglich vor Augen halten. Und das meine ich wortwörtlich.

Zunächst einmal ist es wichtig, dass du dir ganz konkrete Dinge vornimmst. Also keine Larifari-Geschichten wie »Ich will abnehmen« oder »Ich will einen guten Job«. Das wollen wir nämlich alle und es hat so dahingesagt keinen Wert. Also werde auf jeden Fall konkret, wenn du deine Ziele formulierst. Sag: »Ich will fünf Kilo abnehmen!« Und dann mach dich daran, diese fünf Kilo zu verlieren. Mit einem konkreten Ziel vor Augen ist es wesentlich einfacher, es zu erreichen, als wenn dir einfach nur vorschwebt, irgendwie ein bisschen schlanker oder kräftiger zu werden.

Im Job oder Studium ist es dasselbe. Wenn du zum Beispiel den besten Abschluss machen willst, der dir möglich ist, ist das ein sehr vages Ziel, das außerdem so weit in der Zukunft liegt, dass es dir sehr schwerfallen wird, direkte Maßnahmen zu ergreifen. Benenne dein Ziel ganz konkret: »Ich will eine Eins in der Deutschklausur!«, oder: »Ich will die Bestnote in der Zwischenprüfung!« Formuliere es nicht nur im Kopf, sondern sprich es auch laut und deutlich aus. Hab keine Angst davor, dir deine Vorhaben auf Post-its zu schreiben und die Wohnung damit zuzupflastern. Kleb deine Zettel überall dorthin, wo du sie immer siehst. Konfrontiere dich jeden Tag mit deinen eigenen Zielen, und du wirst sehen, du wirst sie erreichen!

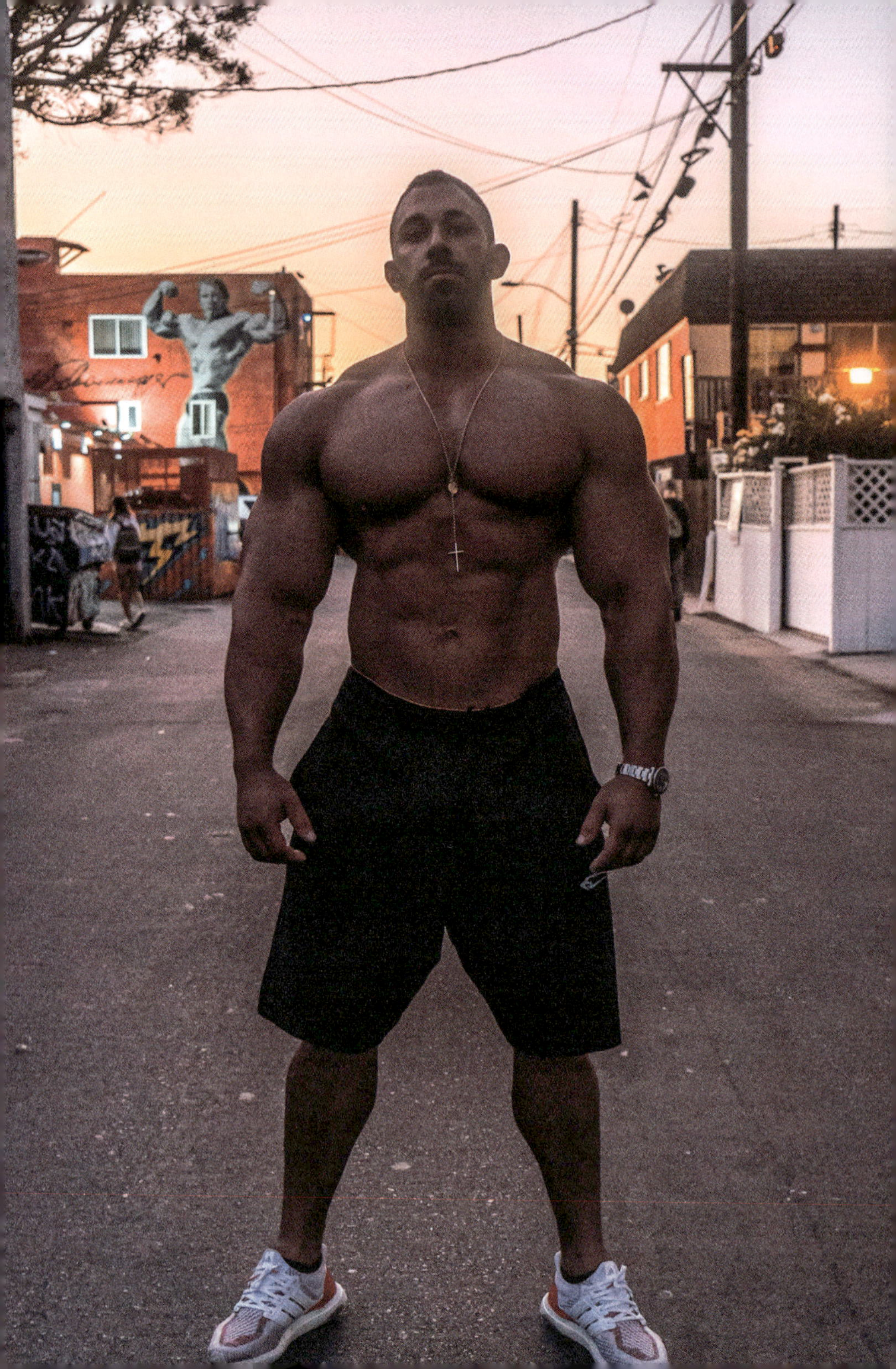

# KAPITEL 4

# WIEDER IN DER RICHTIGEN WELT

# Adrenalinjunkie

Nach vier Jahren bei der Bundeswehr, ich war inzwischen Mitte 20, verlängerte ich meinen Dienst nicht weiter. Ich war nicht frustriert, ängstlich oder sonst etwas, ich hatte einfach nur keine Lust mehr, mein Leben zu riskieren. Außerdem wollte ich sehen, was mir die Welt außer dem Soldatendasein sonst noch zu bieten hatte.

Ich hatte bereits kurz vor Beendigung meines Wehrdienstes in Bremerhaven eine Wohnung angemietet. Damals verfügte ich durch meine Verpflichtung als Zeitsoldat zum ersten Mal in meinem Leben über ein gutes und regelmäßiges Einkommen. Zunächst hatte ich keinen Grund gesehen, mir eine Wohnung zu mieten, denn die Kaserne bot mir ja alles, was ich brauchte. Ich hätte mir in Berlin etwas mieten können, aber damit wollte ich warten, bis ich tatsächlich wieder in der Stadt lebte. Eine mehrstündige Fahrt an den Wochenenden in eine leer stehende Wohnung erschien mir nicht besonders sinnvoll. Ganz akut wurde mein persönlicher Wunsch nach einer Wohnung dann, als ich meine erste feste Freundin hatte. Es versteht sich von selbst, dass ich sie nicht mit auf die Stube nehmen durfte, wo ich gemeinsam mit meinen Kameraden übernachtete. Also musste eine eigene Wohnung in der Nähe der Kaserne her. Als ich aus Afghanistan zurückkehrte, war die Freundin zwar längst über alle Berge, aber die Wohnung gab es noch und ich zog wieder dort ein. Sie war nicht besonders groß, aber nach all den Bundeswehrstuben und Feldlagern kam sie mir gigantisch vor, denn ich wohnte allein darin.

Aber genau das störte mich nach einigen Tagen. Die vorangegangenen Monate war ich praktisch nie allein gewesen. Noch dazu hatte ich mich pausenlos im Alarmmodus befunden, denn irgendein Einsatz lag immer gerade hinter mir oder stand mir bevor. Von dieser äußeren und vor allem inneren Unruhe war nun nichts mehr übrig. Meine Wohnung erschien mir nicht mehr nur groß, sondern vor allem leer und tot. Ich hatte angenommen, dass ich mich nach der extrem auslaugenden Zeit in einem Kriegsgebiet über die entspannte Ruhe freuen würde, dass ich es genießen würde, nicht ständig in Lebensgefahr zu sein. Aber das war seltsamerweise nicht der Fall. Ich vermisste natürlich nicht den Tod und die Gewalt. Aber mir fehlten meine Kameraden, die Gespräche und überhaupt das Leben um mich herum. Da ich noch immer Soldat war, verbrachte ich die meiste Zeit des Tages in der Kaserne, aber da sich meine Dienstzeit dem Ende näherte, waren meine Aufgaben dort überschaubar.

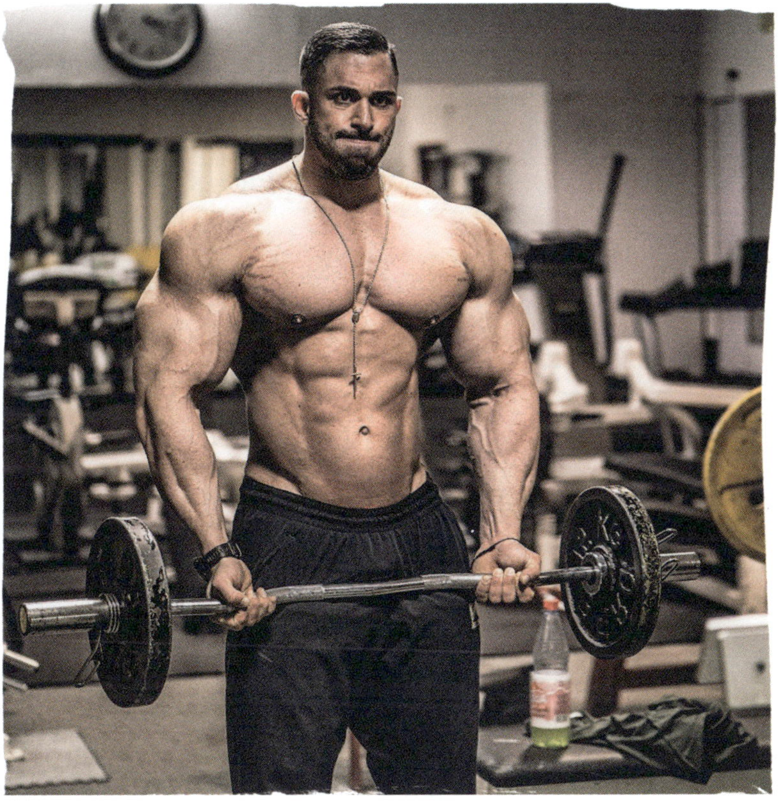

*Wettkampfvorbereitung im Powerhouse Berlin 2017*

Um nicht völlig trostlos vor mich hin zu vegetieren, steigerte ich meine Trainingseinheiten und pumpte, was das Zeug hielt. Ich verbrachte jede freie Minute im Gym, und von denen gab es reichlich. Ich genoss es, bis zur völligen Erschöpfung zu trainieren. Um einen Job brauchte ich mich erst einmal nicht zu kümmern, da ich von der Bundeswehr nach dem Ende meiner Dienstzeit ein nettes Entlassungsgeld bekommen würde und auch von meinem monatlichen Sold eigentlich kaum etwas ausgegeben hatte. Mein Training war also alles, weswegen ich die Wohnung verlassen musste. Tatsächlich half mir der Sport, wieder im normalen Leben anzukommen, auch wenn ich Afghanistan nicht wirklich abschütteln konnte.

Ich hatte bereits während meiner Zeit im Einsatz Albträume gehabt, in denen es ausschließlich um Tote und Verletzte gegangen war. Aber ich hatte gewusst, dass dies nur Träume gewesen waren, und kurz nach dem Aufstehen hatte ich schon nicht mehr daran gedacht. Gegen Ende meines Einsatzes waren die Träume jedoch immer intensiver, häufiger und damit auch belastender geworden. Manchmal hatte es Stunden gedauert, bis ich den Traum der vergangenen Nacht wirklich losgeworden war und ich endlich einen freien Kopf für meine Aufgaben gehabt hatte. Dazu waren später auch Tagträume gekommen, die es mir völlig unmöglich gemacht hatten, mich zu konzentrieren. Manchmal war ich ohne einen erkennbaren Grund einfach weggetreten und mit den Gedanken völlig woanders. Erst ein Klaps auf die Schulter oder ein Ruf hatten mich wieder in die Realität zurückgeholt. Ich hatte mich selbst nicht wiedererkannt und hatte nicht gewusst, wie ich damit umgehen sollte. Aber ich hatte angenommen, dass ich mich auch gar nicht weiter damit beschäftigen müsste, denn ich war davon ausgegangen, dass sich das Problem ganz von selbst in Luft auflösen würde, wenn ich erst einmal wieder zu Hause war.

Das stellte sich allerdings als Irrtum heraus. Nicht nur meine Albträume wurden schlimmer und intensiver, je länger ich wieder in Deutschland war, auch meine Tagträume wurden immer heftiger. Ich war fast pausenlos abgelenkt, fahrig oder vollständig weggetreten und konnte mich auf nichts konzentrieren. Das Einzige, was mir zu dieser Zeit einen festen Tagesablauf bescherte, war mein Training. Meistens pumpte ich abends, da ich nachts ohnehin kaum schlief. Tagsüber war ich praktisch nicht zu gebrauchen und verbrachte meine Zeit im Grunde nur damit, immer wieder auf der Couch wegzudösen.

Aber auch ohne meine Träume hatte Afghanistan seine Spuren hinterlassen. An meinem ersten Tag wieder in Deutschland saß ich mit einem Kumpel in einem Bremerhavener McDonald's, wir fraßen irgendeinen Mist und quatschten locker über alte Zeiten. Ich war extrem angespannt, denn die Filiale befand sich mitten in einer sehr belebten Fußgängerzone. Überall wimmelte es vor Menschen. Das machte mich beinahe wahnsinnig, denn ich war es gewohnt, dass Menschenmassen potenziell Gefahr bedeuteten. Ich hatte mich halbwegs im Griff, weil ich mir immer wieder selbst sagte, dass ich in Deutschland war und hier keine Gefahr für mich lauerte. Doch plötzlich gab es einen lauten Knall hinter der Theke. Sofort sprang ich vorwärts, riss meinen Kumpel von seinem Stuhl und trat den Tisch um, sodass er uns Deckung bot. In dieser Sekunde war ich absolut davon überzeugt, dass ein Bombenattentat auf uns stattfand. Erst nach Sekunden, als ich die entsetzten Gesichter der anderen Gäste wahrnahm und mein Kumpel langsam fluchend unter mir vorgekrochen kam, realisierte ich, dass eine der Angestellten einfach nur etwas aus Metall hatte fallen lassen.

Ich richtete mich wieder auf und lachte verlegen, auch wenn mein Puls raste und ich immer noch nicht zu 100 Prozent sicher war, dass wir uns nicht alle in Gefahr befanden. Erst als auch andere Leute lachten, entspannte ich mich ein bisschen, und wir machten, dass wir wegkamen. Situationen wie diese gab es viele. Ich fühlte mich immer mehr wie ein totaler Psycho und hatte irgendwann endgültig keinen Bock mehr, nur noch in der Kaserne, zu Hause oder im Gym rumzuhängen. Ich brauchte wieder eine Aufgabe, einen Job. Dann würden sich meine Probleme von selbst erledigen. Das glaubte ich zumindest.

Durch meinen Auslandseinsatz hatte ich noch immer Kontakte zu Kameraden von der Bundeswehr, der U.S. Army, den Navy SEALs und italienischen und anderen europäischen Spezialeinheiten. Ich rief einen meiner Ex-Kameraden an, von dem ich wusste, dass er nicht mehr bei der Truppe war. Ich erkundigte mich, wie es ihm ging und was er jetzt beruflich machte. Ganz nebenbei erwähnte ich, dass sich meine Dienstzeit dem Ende näherte und ich gerade auf Jobsuche war. Mein Kumpel erzählte mir sofort, dass er bei einer privaten amerikanischen Sicherheitsfirma angeheuert hatte und davon völlig begeistert war. Im Grunde wäre es der gleiche Job, den wir bei der Bundeswehr gehabt hatten, nur deutlich besser bezahlt, da man für private, meist wohlhabende Auftraggeber arbeitete. Ich spürte sofort, dass dieser Job für mich der richtige war, und fragte meinen Kumpel geradeheraus, ob er mich dort hineinbringen konnte. Er versprach mir, es zu versuchen.

Schon kurze Zeit später bekam ich einen Rückruf. Mein Kumpel hatte offenbar ordentlich Werbung für mich gemacht: Man wollte mich bei der Firma unbedingt kennenlernen, denn man hätte immer Bedarf an guten Leuten. Am folgenden Tag traf ich mich mit meinem potenziellen neuen Arbeitgeber und wir verstanden uns auf Anhieb blendend. Er erzählte mir, dass er hauptsächlich Personenschutz für mehr oder weniger prominente Kunden bereitstellte. Die meisten kämen aus der Wirtschaft oder der Politik, sehr viele davon wären aus dem Ausland. Aber da ich bei der Bundeswehr gedient hatte, hätte ich ja keine Probleme mit dem Verreisen, meinte er. Hatte ich selbstverständlich nicht, im Gegenteil. Ich war zwar erst seit kurzer Zeit wieder in Deutschland, aber ich hatte schnell gemerkt, dass mich hier eigentlich nichts erwartete. Ich wollte zwar nicht auswandern, aber gegen regelmäßige Auslandsaufenthalte hatte ich überhaupt nichts einzuwenden. Meine Erfahrungen bei der Bundeswehr und vor allem in Afghanistan waren für den Mann Topreferenzen, weswegen er mich direkt engagierte.

Einige Wochen später, ich war nun offiziell bei der Bundeswehr ausgeschieden, war es dann auch so weit: Mein erster Einsatz führte mich nach Pakistan, wo wir den Auftrag erhalten hatten, einen lokalen Politiker während seiner Rundreise durch die vier Provinzen zu beschützen. Er hatte ernsthafte Morddrohungen erhalten und wollte sich auf seine eigenen Leute nicht wirklich verlassen. In Kabul, Afghanistan fanden eine Lagebesprechung und die Gefahrenanalyse statt, von dort aus fuhren wir anschließend in die entsprechende Region über die pakistanische Grenze. Ich fühlte mich sofort wieder wie bei der Bundeswehr. Die Bewaffnung fiel natürlich deutlich bescheidener aus. Aber wir zogen ja auch nicht in den Krieg und mussten einen Feind in die Knie zwingen, sondern es ging darum, eine Person zu beschützen. Notfalls auch so, dass man sie einfach schnappte und sich mit ihr vom Acker machte. Was mich aber sehr stark an die Bundeswehr erinnerte, waren der Zusammenhalt und die Kameradschaft. Jetzt erst bemerkte ich, wie sehr mir das wirklich gefehlt hatte. Meine Arbeitskollegen und ich wurden sehr schnell zu einer verschworenen Gemeinschaft. Wir hielten fest zusammen und wir konnten uns blind aufeinander verlassen.

Tatsächlich wurde es mit meiner Unkonzentriertheit und meinen Albträumen ein wenig besser, auch wenn beides nicht ganz verschwand. Ich musste mich sehr oft zwingen, zu 100 Prozent fokussiert zu bleiben. Das war wirklich aufreibend und unfassbar anstrengend. Aber es funktionierte die meiste Zeit, da unsere Einsätze nur wenige Tage dauerten und nicht mehrere Monate. Außerdem legte ich mir spezielle Techniken zu, die mir dabei halfen, nicht abzuschweifen. So streute ich mir zum Beispiel Rollsplitt in die Schuhe. Das Zeug stach mich so derbe in die Füße, dass es wirklich schwer war, sich ablenken zu lassen. Oder ich spannte mir einen Gummi um eines meiner Handgelenke, und jedes Mal, wenn ich drohte, in irgendwelchen Tagträumen zu versinken, zog ich daran und ließ es auf meine Haut zurückschnippen. Wenn das nichts nutzte, hatte ich auch immer ein kleines Fläschchen Ammoniaklösung bei mir, an dem ich roch. Wer Ammoniak kennt, der weiß, dass man nach einer kleinen Nase davon sofort wieder im Hier und

Jetzt ist. Das war ebenfalls schmerzhaft, aber es half mir dabei, mich zu konzentrieren.

Im Auftrag der Sicherheitsfirma waren wir im Kongo, in Afghanistan, im Irak und in Pakistan unterwegs. Meistens erledigten wir relativ routiniert Aufträge als Personenschützer. Allerdings kamen auch immer wieder Jobs hinzu, die moralisch fragwürdig waren. Ich würde nicht so weit gehen zu behaupten, wir wären Söldner gewesen. Aber es kam durchaus vor, dass wir mit Leuten zusammenarbeiteten, denen ich unter normalen Umständen nicht einmal die Hand gegeben hätte. Die meisten Jungs hatten damit keine Probleme, denn gerade diese Jobs brachten gutes Geld. Einige störten sich mit der Zeit aber sehr wohl daran, darunter auch ich. Ich hatte in Afghanistan genug Scheiße gesehen. Und ich war nicht davon ausgegangen, dass sich das alles in meinem Zivilleben nicht nur wiederholen, sondern sogar verschlimmern würde. Ich wollte das alles nicht mehr um mich haben, denn je öfter ich mich an diesen speziellen Aufträgen beteiligte, desto schlimmer wurden auch wieder meine Albträume.

Ich begann damit, regelmäßig Schlaftabletten zu schlucken, nur um nachts überhaupt einige Stunden Ruhe zu bekommen. Aber die Tabletten wirkten bald nicht mehr, weswegen ich die Dosierung immer wieder erhöhen musste. Trotzdem brachten mir die Schlafmittel keinen gesunden Schlaf. Im Gegenteil: Sie sorgten leider dafür, dass ich tagsüber noch fahriger und unkonzentrierter wurde. Das wiederum kompensierte ich mit Aufputschmitteln.

Beinahe zwei Jahre lang ging das so. Ich liebte die Kameradschaft und den Nervenkitzel. Außerdem wollte mein Körper immer noch seine regelmäßige Dosis Adrenalin. Aber irgendwann ging es einfach nicht mehr. Zu meinen starken moralischen Bedenken kam hinzu, dass ich körperlich völlig am Ende war. Ich schlief kaum, und wenn, dann sehr schlecht. Und ich fraß alle nur denkbaren Medikamente gegen Schlafstörungen und Albträume. Also warf ich den Job hin. Jetzt war ich wieder dort angekommen, wo ich zwei Jahre zuvor angefangen hatte: als Ex-Soldat ohne jede Zukunftsperspektive, dafür aber mit einer Menge Albträumen.

## Ein widerlicher Mensch

Die Tage zogen vorbei, ohne dass sich der eine vom anderen unterschied. Wenn ich denn überhaupt einschlafen konnte, schlief ich nachts nur wenige Stunden. Tagsüber hockte ich gelangweilt auf der Couch, abends trottete ich zum Training, das mir wenigstens ein bisschen Rückhalt und Stabilität gab. Wie schon zu Zeiten direkt nach Dienstende beim Bund stürzte ich mich aufs Pumpen und verbrachte jede Minute, in der ich mich halbwegs frisch fühlte, im Gym. Meine Albträume wurden jedoch zunehmend heftiger und auch tagsüber hatte ich immer häufiger Aussetzer und schweifte mit den Gedanken völlig ab. Ich nahm alle möglichen Tabletten, um gegenzusteuern, aber ohne großen Erfolg.

In dieser Zeit begann auch mein Charakter sich zu verändern. Ich war den gesamten Tag über hochaggressiv und konnte praktisch keine Minute lang still sitzen. Auch das Krafttraining powerte mich kaum noch aus, ganz egal, wie exzessiv ich es betrieb. Grundsätzlich kannte ich diese Wesenszüge ja zur Genüge von meiner ADHS. Aber was in dieser Zeit in mir vor sich ging, übertraf alles, was ich von mir selbst kannte, und hatte mit meiner Störung nichts mehr zu tun. Ich war wie ein wandelnder blanker Nerv. Ich ging allen Menschen möglichst aus dem Weg, denn ein schräger Blick oder ein dummer Spruch genügten, um mich komplett ausrasten zu lassen. Kleinigkeiten, die ich früher wahrscheinlich noch nicht einmal wahrgenommen hätte, machten mich rasend. Ich übertreibe nicht, wenn ich sage, dass ich für jeden anderen in meiner Umgebung eine echte Bedrohung war.

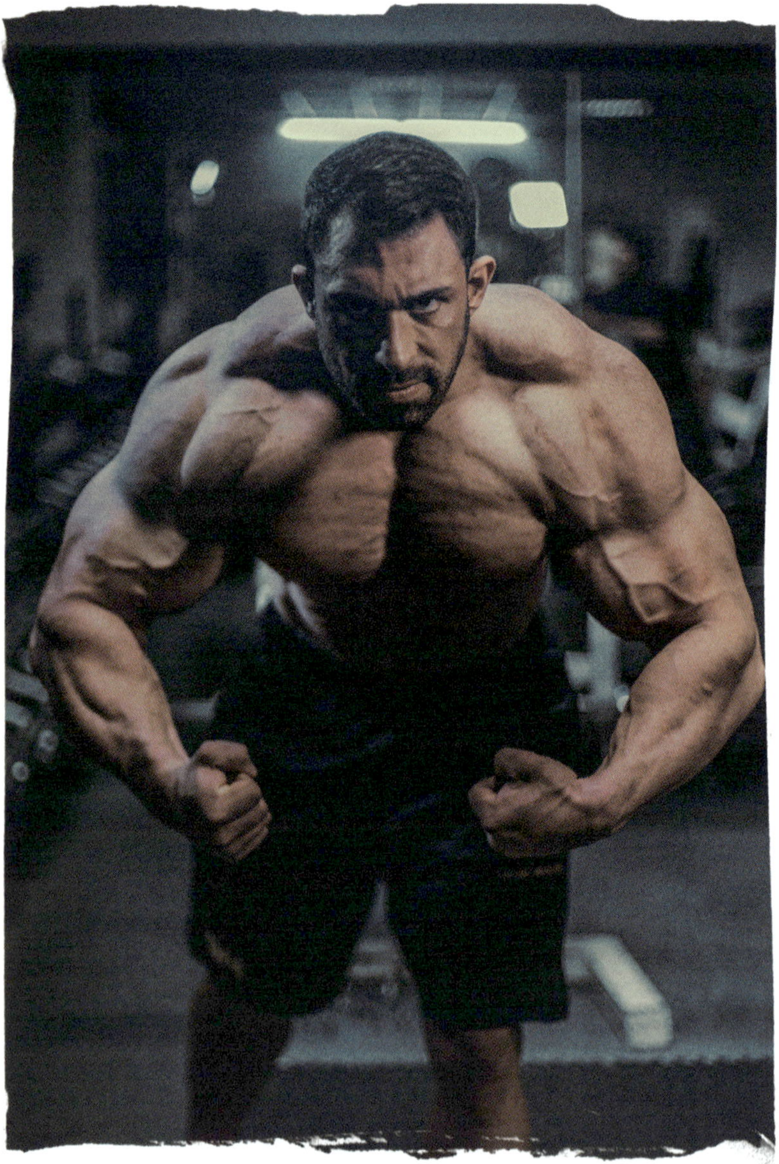

*Wildes Posing half, Aggressionen abzubauen.*

Ich weiß noch, wie ich eines Tages mit dem Auto an einer Ampel stand und wartete. Da ich zu dieser Zeit nicht ganz bei mir war, verpasste ich den Wechsel von Rot auf Grün und fuhr nicht direkt los. Da hupte der Mann im Wagen hinter mir. Für ihn war das einfach die Aufforderung an mich, meine Aufmerksamkeit bitte schön der Verkehrsampel zu widmen. Ich empfand das jedoch in dem Moment als den Gipfel der Frechheit, eine absolute Respektlosigkeit mir gegenüber. Mein Blut kochte in der Sekunde, in der ich die Hupe hinter mir hörte. Ich sprang aus dem Wagen und machte zwei Schritte auf das Auto des Mannes zu. Ich zog mein Messer aus der Tasche und schlug mit dem Griff die Scheibe der Fahrertür ein. Der Typ war völlig entsetzt und panisch. Ich schnitt mit der Klinge seinen Sicherheitsgurt durch, packte ihn an seinen Klamotten, zog ihn aus dem Fenster und prügelte auf ihn ein. Der Typ versuchte nicht einmal, sich zu wehren, so wenig hatte er mir entgegenzusetzen. Blind vor Wut schlug ich ihn immer wieder und brüllte auf ihn ein, was er sich dabei gedacht hatte, mich anzuhupen. Ganz so, als hätte er das schlimmste Verbrechen überhaupt an mir begangen. Als ich mich irgendwann halbwegs beruhigt hatte, ließ ich ihn einfach liegen, stieg in mein Auto und fuhr weiter. Den Tumult um mich herum – immerhin hatten diese Szene einige Leute beobachtet – nahm ich überhaupt nicht wahr. Mir war das alles scheißegal. Die Gaffer, der Typ, der noch immer blutend auf der Straße lag, einfach alles. Ich fühlte mich in diesem Moment etwas besser, und nur darauf kam es mir an.

Und es ist nicht so, als wäre der Typ eine Ausnahme gewesen, im Gegenteil. Ich ließ jede meiner Launen absolut gnadenlos an meiner Umwelt aus. Ich verprügelte, quälte und demütigte Leute, ohne dass es mir auch nur eine Sekunde lang leidgetan hätte. Denn nur in diesen Situationen spürte ich wieder so etwas wie normale Emotionen, auch wenn es nur das Gefühl der Wut war.

Beruflich lief bei mir zu dieser Zeit überhaupt nichts mehr und ich versuchte nicht einmal, einen Job zu bekommen. Zum einen hatte ich noch immer mit meinem ADHS zu kämpfen, denn das verschwand ja nicht einfach so. Zum anderen war ich aufgrund meiner ungeheuren Aggression überhaupt nicht mehr in der Lage, einen normalen Job zu machen. Wie hätte das auch laufen sollen, wenn ich jedem, der mir Anweisungen geben wollte oder der mich auch nur ein bisschen kritisierte, direkt den Kopf abriss? Abgesehen davon war ich inzwischen die unzuverlässigste Person auf Erden, was jeden Job, bei dem man regelmäßig aufkreuzen musste, für mich unmöglich machte. Ich lebte also von Hartz IV, wovon man bekanntermaßen nicht reich wird.

Mein Leben hatte sich um 180 Grad gewendet. Noch vor einiger Zeit war ich Berufssoldat gewesen. Ich war im Ausland gewesen, hatte eine Aufgabe gehabt und erstmals in meinem Leben Kameradschaft und Vertrauen erlebt. Jetzt hockte ich in einer kleinen Wohnung, kriegte Sozialleistungen und war psychisch völlig am Ende. Pausenlos raste es in meinem Schädel, ich konnte meine eigenen Gedanken nicht fassen, dazu schlief ich nicht und schluckte jede Art von Medikament, die es gab. Mein Leben war total am Arsch und nur eine einzige Sache war mir damals völlig klar: Es würde nie besser werden. Wenn man von der Zeit beim Bund absah, war mein ganzes Leben bis zu diesem Punkt absolut beschissen gewesen. Warum sollte es also jemals bergauf gehen? Selbst wenn man mir gesagt hätte, dass ich irgendwann einmal ein halbwegs geregeltes, normales Leben führen würde, hätte ich damals überhaupt keinen Bock gehabt, darum zu kämpfen. Mein gesamtes Leben war ein einziger Kampf gewesen, und ich hatte es so unendlich satt. Ich war müde und wollte endlich einmal schlafen.

Ich fühlte mich wie eine Ratte in einem Labyrinth, die den Ausgang nicht fand, weil es überhaupt keinen Ausgang gab. Ich steigerte mich immer weiter in den Sport hinein, aber mit der Zeit half mir auch das nicht mehr weiter. Denn außer, dass mein Körper immer gewaltiger wurde, änderte sich überhaupt nichts. Ich sah ein, dass ich mir die ganzen letzten Jahre nur etwas vorgemacht hatte. Ich war am Arsch und würde es auch immer sein. Kein Job, keine Freunde, nichts, was einem normalen sozialen Umfeld auch nur ähnlich sah. Wer würde sich auch mit jemandem wie mir abgeben wollen? Ich war immer aggressiv, immer misstrauisch und immer bereit, jedem aufs Maul zu hauen, der mich auch nur schief ansah. Ich war ein Barbar, der in der heutigen Welt einfach nichts verloren hatte. Ich war überflüssig, und wenn man von meinem Vater einmal absah, gab es niemanden, dem ich fehlen würde, wenn es mich plötzlich nicht mehr gäbe. Ich war noch nicht einmal 30 Jahre alt und schon völlig am Ende.

Irgendwann ließ ich mir von einem Kumpel aus dem Gym eine Pistole besorgen. So etwas war absolut kein Problem, denn die Leute, die ich zu jener Zeit kannte, waren beinahe ohne Ausnahme äußerst eigenartig und mindestens kleinkriminell. Eines Tages nahm ich das Ding aus der Schublade, lud und entsicherte es und legte es vor mich auf den Wohnzimmertisch. Minutenlang saß ich da und starrte die Pistole einfach nur an. Ich war völlig ruhig. Mein Atem ging gleichmäßig und ich hatte zum ersten Mal seit sehr, sehr langer Zeit nicht das Gefühl, sofort vom Sofa aufspringen und rastlos durch die Wohnung tigern zu müssen, um nicht durchzudrehen.

Alles schien mir mit einem Mal so logisch. Mein Leben war unrettbar verloren. Ich hatte weder Hoffnungen noch Träume oder wenigstens vage Ziele. Ich trieb völlig orientierungslos durch diese Scheiße, die andere Leute ein Leben nannten. Und mir wurde mit jedem Tag bewusster, dass sich daran niemals etwas ändern würde. Jeden normalen Menschen hätte diese Erkenntnis verzweifeln lassen oder traurig gemacht. Ich konnte nichts davon empfinden. Das einzige Gefühl, zu dem ich fähig war, war Wut. Ich war emotional völlig verkrüppelt und ich hatte auf dieser Welt einfach nichts verloren. Ich nahm die Pistole, schob mir den Lauf in den Mund und drückte ab.

Nichts passierte.

Ich legte die Pistole zurück auf den Tisch und atmete erst einmal durch. Was war geschehen?

Ich nahm die Waffe und untersuchte sie, konnte aber keinen Grund dafür erkennen, warum sie nicht geschossen hatte. Es schien, als sei die Patrone einfach nicht explodiert, weshalb auch immer. So etwas hatte ich während meiner Zeit beim Militär nie erlebt, nicht ein einziges Mal. Ich nahm die Kugel aus dem Lauf, entfernte das Magazin und warf alles zurück in die Schublade. Dann ließ ich mich wieder auf das Sofa fallen. Nicht einmal umbringen konnte ich mich. Die Gedanken in meinem Kopf begannen von Neuem zu rasen.

Vielleicht war es besser so, vielleicht aber auch nicht. Ich hatte in meinem Leben Dinge gesehen und getan, die mich ernsthaft daran zweifeln ließen, dass ich jemals in den Himmel kommen würde, wenn es ihn denn gab. Also war es vielleicht in Ordnung, wenn ich bis auf Weiteres am Leben blieb. Denn daran, dass jeder Mensch am Ende seiner Tage für seine Taten zur Rechenschaft gezogen wird, daran habe ich bis heute überhaupt keine Zweifel.

Und die Hölle? Ich hatte das Gefühl, dass ich bereits darin lebte. Die Hölle, wie ich sie mir vorstellte, bestand nicht aus Feuer, Mistgabeln und einem Dämon mit Pferdehuf, der einem unentwegte Qualen zufügt. Für mich war die Hölle überall dort, wo es keinen Gott zu geben schien. Keine Liebe, keine Hoffnung, keine Güte, nur Verzweiflung und Leere, die einen in den Wahnsinn trieben. Ich war bereits damals ein gläubiger Mensch und ich konnte mir vorstellen, dass sich Gott ganz einfach irgendwann von mir abgewandt hatte und mir jetzt nicht einmal mehr gestattete, meiner jämmerlichen Existenz ein Ende zu bereiten. In mir stieg wieder eine unglaubliche Wut auf.

Heute, Jahre später, betrachte ich diese kleine Patrone, die einfach ihren Dienst verweigerte, als absoluten Glücksfall. Sie war der Sechser im Lotto und mein zweiter Geburtstag. Damals aber fühlte ich mich von ihr gefickt und verraten, auch wenn ich nie wieder einen zweiten Versuch unternahm, mein Leben zu beenden.

## So wirst du zum Beast!

### *Tipp 3: Gestehe dir deine eigenen Fehler und Schwächen ein!*

Du musst dir darüber im Klaren sein, warum die Dinge nicht so gelaufen sind, wie du sie dir vorgestellt oder dir vorgenommen hast. Beim letzten Tipp ging es um Visualisierung, dieser hier schlägt in eine ganz ähnliche Kerbe. Du musst dich wirklich und mit aller Ernsthaftigkeit mit den Gründen dafür auseinandersetzen, dass du ein selbst gesetztes Ziel nicht erreicht hast.

Ganz egal, ob es sich um deine Hausaufgaben handelt, eine Präsentation, die du vorbereiten wolltest, Einkaufen, Staubsaugen oder was auch immer. Macht man etwas nicht, obwohl man es sich wirklich, wirklich vorgenommen hatte, neigt man dazu, sich achselzuckend auf die Couch zu setzen und zu denken, dass man eben keinen Bock hatte oder einfach zu faul war. Kommt ja mal vor. Aber genau das darf dir nicht passieren. Denn wenn du einmal so anfängst, dann entwickelst du daraus die ziemlich üble Angewohnheit, dir alles durchgehen zu lassen, weil du »einfach nicht dazu gekommen bist«.

Stattdessen solltest du dich am Ende eines jeden Tages mit Stift und Papier hinsetzen und alles notieren, was du dir vorgenommen hattest, dann aber doch nicht gemacht hast. Und wenn du schon mal so schön mit dir selbst beisammensitzt, solltest du direkt aufschreiben, weswegen du nicht getan hast, was du dir vorgenommen hattest. Wenn du dir wirklich die Ruhe und Zeit nimmst, ernsthaft nachzudenken, dann wirst du dich wundern, was für Antworten du tatsächlich erhältst, außer dem üblichen »Ich hatte keinen Bock«.

Gerade Gründe wie keine Lust gehabt zu haben stellen sich nämlich sehr schnell als Vorwand heraus, hinter dem ganz andere Ursachen stecken. Beispielsweise hast du vielleicht Angst zu versagen. Oder du möchtest dich nicht dumm fühlen und du befürchtest, dass andere Leute schlecht oder zumindest anders von dir denken könnten. Es gibt viele Möglichkeiten.

Okay, man ist immer noch Mensch und kein Roboter. Deswegen ist es auch total in Ordnung, mal einen Tag mit Pizza und einer Serie auf der Couch zu gammeln. Aber auch das sollte ein bewusstes Vorhaben sein und nicht das Resultat aufgeschobener Tätigkeiten. Also: Faul sein ist okay, aber nicht, wenn du Besseres zu tun hast. Und wenn du nicht getan hast, was du tun wolltest, dann suche ernsthaft nach den Ursachen dafür. Du wirst überrascht sein!

## Die Diagnose

Ich war immer noch am Arsch, vielleicht schlimmer als jemals zuvor. Und ich wusste, wenn das mit mir so weiterging, dann würde ich irgendwann jemand anderen oder mich selbst umbringen. Und beides wollte ich nicht. Also wandte ich mich an eine Ärztin, damit sie mir die wirksamsten Medikamente verschrieb, die es gab. Ich wollte wieder schlafen und hatte keine Lust mehr, meine Tage als tickende Zeitbombe im Gym und auf der Couch zu verbringen.

Die Psychiaterin dachte aber nicht im Traum daran, mir irgendwelche Pillen zu verschreiben. Im Gegenteil: Sie befasste sich sehr ernsthaft und ausführlich mit mir und den Symptomen, die sich bei mir zeigten.

Ursprünglich hatte ich angenommen, nur kurz ein Rezept für die Apotheke abzuholen. Aber jetzt saß ich bei der Frau und erzählte ihr lange und ausführlich meine halbe Lebensgeschichte. Nach über einer Stunde verließ ich die Praxis wieder – ohne Medikamente. Aber die Ärztin hatte mir sehr eindringlich geraten, mich auf eine posttraumatische Belastungsstörung, kurz PTBS, untersuchen zu lassen. Ihrer Meinung nach sprach sehr viel dafür, dass genau das mein Problem war. Ich hatte eine Menge erlebt in Afghanistan, aber dass es direkt so schlimm sein konnte, dass ich einen psychischen Knacks davongetragen haben sollte, konnte ich mir nicht vorstellen. Doch ich willigte ein, mich auf diese Erkrankung hin untersuchen zu lassen.

Da ich zu dieser Zeit noch immer Angehöriger der Bundeswehr war und somit das Verteidigungsministerium in meine Geschichte involviert war, konnte ich nicht einfach bei einem benachbarten Psychologen zur Untersuchung gehen. Stattdessen musste ich mich zur Prüfung und Begutachtung im Bundeswehrkrankenhaus in Hamburg einfinden. Ich bekam einen Termin und wurde schließlich einige Tage lang psychiatrisch und psychologisch begutachtet. Das Ergebnis war eindeutig: Ich litt tatsächlich an einer posttraumatischen Belastungsstörung.

Ich hatte mich lange und ausführlich mit den Ärzten über meine Kriegserfahrungen unterhalten. Aber richtig einsehen konnte ich trotzdem nicht, dass sie schuld an meiner Situation sein sollten. Doch ob ich es einsah oder nicht, die Diagnose war für die Bundeswehr eindeutig.

Als ich mich wieder zurück auf den Weg nach Bremerhaven machte, wusste ich noch immer nicht, was ich von meiner Diagnose zu halten hatte. Die Nachricht, dass ich eine PTBS hatte, war insofern gut, als dass ich nun zumindest wusste, was mit mir los war. Ich war nicht einfach nur verrückt, hatte einen verkorksten Charakter oder drehte langsam durch von dem Zuviel an Medikamenten und dem Zuwenig an Schlaf. Nein, ich hatte tatsächlich eine psychische Erkrankung.

Was mich direkt zur schlechten Nachricht führte: Ich hatte eine psychische Erkrankung! Das konnte doch nicht sein. Psychische Erkrankungen waren etwas für Irre, vielleicht für verprügelte Frauen oder Serienkiller. Normale Leute hatten so etwas nicht. Und ich, ein 120 Kilogramm schwerer Muskelberg, schon mal gar nicht. Ich war zu dieser Zeit genau das, was ich mir unter einem echten Kerl und ganzen Mann vorstellte, da passte so etwas wie eine verletzte Seele einfach nicht. Das Bild, das ich von mir selbst hatte, bekam einen ordentlichen Riss. Es dauerte lange, bis ich verstand und einsah, dass auch bei mir etwas kaputtgehen konnte, was über einen gebrochenen Knochen hinausging.

Die Ärzte des Bundeswehrkrankenhauses hatten mir Medikamente verschrieben, aber zusätzlich verordneten sie mir eine Kur. Insgesamt waren zwei Kuraufenthalte zu je sechs Wochen vorgesehen, damit ich mich wieder erholen konnte. Diese Aufenthalte waren keine reinen Frischluftveranstaltungen am Meer, sondern beinhalteten auch Therapiesitzungen und Gruppengespräche.

Trotz Diagnose und neuer Medikamente war ich immer noch äußerst reizbar. Ich versprach mir von den Gruppensitzungen nicht besonders viel. Aber ich wollte trotzdem gewissenhaft jede einzelne von ihnen wahrnehmen, da ich dort sicher die Gelegenheit bekam, mich mit anderen traumatisierten Soldaten auszutauschen. Das war sicher nicht die schlechteste Idee.

Allerdings geriet schon das erste Gruppengespräch zu einem Fiasko. Wir saßen in einer Runde mit vielleicht sieben oder acht Leuten zusammen, geleitet wurde das Gespräch von einer Psychologin. Der erste Mann, der sprechen wollte, war ebenso wie ich ein Afghanistan-Veteran und ein absolutes Wrack. Während er erzählte, brach er immer wieder in Tränen aus. Er war in einem anderen, kleineren Feldlager stationiert gewesen und berichtete davon, wie eines Tages, er saß gerade mit seinen Kameraden bei einer Besprechung, etwa 500 Meter von ihnen entfernt eine Rakete eingeschlagen und explodiert war. Die Explosion war wohl gewaltig gewesen und hatte einen ordentlichen Krater hinterlassen. Einer seiner Kameraden, ein Engländer, hatte diesen Treffer nicht überlebt. Ansonsten hatte es aber nur Zelte und Teile der Ausrüstung getroffen. Ich persönlich fand seine Geschichte nicht besonders beeindruckend und wartete ungeduldig auf das schlimme Ende. Das kam jedoch nicht. Während der Soldat erzählte, brach er immer wieder in Tränen aus. Aber nicht, wie Männer meiner Meinung nach weinten, nein, er schluchzte wie ein altes Weib und verschluckte sich dabei immer wieder an seinen eigenen Worten. Nur mit Mühe gelang es ihm, davon zu erzählen, dass er seit diesem Tag nicht mehr schlafen konnte und sich im Grunde vor allem fürchtete. Wenn es hell war, wenn es dunkel war, wenn es irgendwo knallte oder wenn es still blieb. Es gab praktisch nichts, was ihn nicht in panische Angst versetzte.

Ich war während seines Gequatsches sowieso schon stinksauer gewesen, weil es ewig dauerte, bis der Mann seine Geschichte beendete. Aber als sich dann herausstellte, dass er wegen eines etwas größeren Knallfroschs, der irgendwo weit weg von ihm explodiert war, nicht mehr schlafen konnte, platzte mir endgültig der Kragen. Ich sprang auf, griff nach meinem Stuhl und schleuderte ihn auf den Mann.

»Was bildest du dir ein, du blöder Schwanz?! Wegen so einer Scheiße zu heulen. Wegen nichts!«

Die Psychologin war ebenfalls aufgesprungen und schob sich demonstrativ zwischen mich und die Heulsuse.

»Herr Wolter …«

»Scheiße, was flennt der hier rum, die Scheißpussy? Dem ist nichts passiert, gar nichts! Hat der gedacht, im Krieg bleibt alles schön leise?«

Ich flippte komplett aus. Und hätte die Psychologin nicht zwischen uns gestanden, hätte ich dem Mann seinen Schädel von den Schultern gerissen. Was dachte der Typ, wo er war? Bei einer Therapiestunde für Leute, die mal ein Häschen überfahren hatten? In meinen Augen war es ungeheuer anmaßend von ihm, sich wegen so einer Nichtigkeit aufzuplustern. Eine Rakete war einen halben Kilometer neben ihm eingeschlagen. Nach so einer »traumatischen Erfahrung« hätte ich mir die Finger geleckt. Ich hatte in Afghanistan ganz andere Sachen erlebt. Neben mir waren Kameraden und Freunde gestorben. Es hatte pausenlos neben, vor, hinter oder über uns geknallt. Jeden Tag hatte ich damit gerechnet, abends nicht wieder ins Camp zurückzukommen, sondern entweder irgendwo in dieser Scheißwüste zu verbluten oder direkt erschossen oder in die Luft gesprengt zu werden. Ich hatte 24 Stunden am Tag Stress empfunden und dort in der Gruppe heulte jemand herum, weil irgendwelche Wüstenmenschen es gewagt hatten, eine Rakete auf die Zelte seines Kumpels zu schießen.

Ich sehe das natürlich heute ein wenig anders. Damals hätte ich den Typ am liebsten mit dem Stuhl erschlagen. Aber inzwischen weiß ich, dass jeder auf Anspannung, Stress oder Lebensgefahr – tatsächlich oder eingebildet – anders reagiert. Es ist personenabhängig, was der eigene Körper plötzlich mit einem veranstaltet. Und ich, der ich ebenfalls einen in Afghanistan weggekriegt hatte, hätte mich nicht über meinen Leidensgenossen aufregen dürfen.

Die Diagnose PTBS stand also nun im Raum, was mir aber erst einmal nicht viel nützte. Die Gesprächs- und Gruppentherapien brachten mir überhaupt nichts. Und gegen meine Albträume und die Schlaflosigkeit bekam ich Pillen. Wieder einmal. Eine länger andauernde Therapie wurde mir nicht angeboten, weil dies den Rahmen meines Aufenthaltes gesprengt hätte. Ich war nur dort, um meine Diagnose und vielleicht einige Hilfestellungen zu erhalten. Alles Weitere sollte ich mit Therapeuten außerhalb der Bundeswehr und an meinem Wohnort besprechen.

Ich fuhr also wieder nach Hause, ohne dass mir wirklich geholfen worden war. Natürlich war es gut, eine gesicherte Diagnose zu haben, aber wie ich damit umgehen sollte, war mir immer noch nicht ganz klar.

Zunächst beschäftigte mich aber auch ein anderes Thema. Während meines Klinikaufenthaltes sprachen einige ehemalige Kameraden immer mal wieder davon, Schadensersatz von der Bundeswehr zu fordern. Unsere Einsätze, die Gefahren dabei und der damit verbundene körperliche und seelische Stress waren schließlich verantwortlich für den Zustand der meisten Leute in der Klinik. Es lag also nahe, die Bundeswehr als ehemaligen Arbeitgeber auf eine Entschädigung zu verklagen, und nicht wenige Kameraden gingen auch vor Gericht.

Ich selbst hatte bei dem Gedanken daran ernsthafte Bauchschmerzen: Meine Truppe wegen Wehrdienstbeschädigung zu verklagen, fühlte sich für mich wie Verrat an. Ich liebte die Bundeswehr, denn ich hatte ihr die schönste und beste Zeit meines Lebens zu verdanken. Und dass ich nun eine Krankheit hatte, lag ja offenbar mehr am Krieg als am Bund selbst. Andererseits konnte ich aufgrund meiner Störung keiner geregelten Arbeit mehr nachgehen.

Ich ließ mich schließlich überreden, nahm mir einen Anwalt und schilderte ihm meinen Fall. Als ich die Kanzlei verließ, merkte ich jedoch, dass das Thema emotional für mich erledigt war. Und tatsächlich habe ich nie wieder etwas von diesem Anwalt gehört. Ich habe keine Ahnung, warum, und habe mir im Laufe der Jahre verschiedenste Theorien dazu anhören können. Woran es letztendlich lag, weiß ich nicht, aber ich muss gestehen, dass ich die ganze Sache auch nie ernsthaft verfolgt habe. Abgesehen davon bot sich mir durch meinen Job bei dem privaten Sicherheitsdienst eine vermeintliche Lösung für mein Problem.

# Zurück in Berlin

Während ich in Bremerhaven wohnte, pendelte ich regelmäßig nach Berlin. Immerhin war das meine Heimatstadt und zu einer Handvoll Leute hatte ich mehr oder weniger lockeren Kontakt gehalten. Da ich von Hartz IV lebte, wurden die Bahntickets allerdings schnell unerschwinglich, weswegen ich beschloss, wieder zurück nach Berlin zu ziehen. In Bremerhaven hielt mich nichts, während in Berlin mein Vater und einige Kumpels lebten. Ich kündigte meine Wohnung, verkaufte den Krempel, der sich darin befand, und zog wieder in meine alte Heimat.

Nachdem ich mich dort halbwegs eingerichtet hatte, begann ich, wieder in meinem ehemaligen Gym zu trainieren. Einer meiner alten Kumpels trainierte dort ebenfalls regelmäßig und er freute sich tatsächlich, dass ich nun wieder in der Stadt war. Schon nach kurzer Zeit kam das Gespräch darauf, was ich beruflich gerade machte.

»Nix, ich hartz halt rum«, war meine knappe Antwort.

Tatsächlich arbeitete ich noch immer für den Sicherheitsdienst, aber die Einsätze, zu denen ich mich psychisch in der Lage sah, wurden immer seltener, sodass mein Ende dort für mich absehbar geworden war.

Mein Kumpel meinte, das wäre doch Verschwendung und er sehe eine Möglichkeit für mich. Ob ich schon mal überlegt hätte, an der Tür zu arbeiten. Ich dachte nach. Erfahrung als Türsteher hatte ich überhaupt keine, aber dafür musste man kein Genie sein. Abgesehen davon wäre das eine gute Gelegenheit, relativ leicht an okayes und vor allem regelmäßiges Geld zu gelangen. Meine Ausgaben überstiegen meine Einnahmen zu der Zeit bei Weitem. Im Regelsatz für Hartz IV gab es nämlich keinen Posten für Steroide und Ähnliches, sodass ich schon zur Mitte jedes Monats pleite war. Spätestens. Ich sagte meinem Kumpel also, dass ich mir das sehr gut vorstellen könnte und mich freuen würde, wenn er mir in der Richtung etwas besorgen würde.

Kurz darauf machte er mich mit dem Besitzer eines Berliner Klubs bekannt, der sofort bereit war, mich an seiner Tür arbeiten zu lassen. Sein Klub war keiner von der Sorte, die hauptsächlich für Touristen oder Teenies gemacht war, weswegen ich zum Glück nicht pausenlos damit beschäftigt war, Ausweise zu kontrollieren. In meinem neuen Job reichte es völlig aus, wenn ich Präsenz zeigte, grimmig guckte und jeden loswurde, der nicht in den Klub hineindurfte oder ihn schnellstmöglich verlassen sollte. Das Ganze am besten ohne lange Debatten.

Als guter Türsteher sollte man mehrere Eigenschaften mitbringen. Man sollte freundlich sein, kommunikativ, empathisch, aber auch durchsetzungsstark. Eine der vier Anforderungen erfüllte ich, was mich zu einem sehr guten, aber gleichzeitig auch sehr schlechten Türsteher machte: Ich war durchsetzungsstark. Ich ließ praktisch überhaupt nicht mit mir reden, Diskussionen verabscheute ich zutiefst. Und wenn mich jemand nur schräg ansah, konnte er sich gedanklich schon darauf einstellen, die Nacht in der Notaufnahme zu verbringen. Man kann sagen, ich war ein ziemlich guter Hauer mit kaum wahrnehmbarer Toleranzgrenze. Einen Großteil meiner Arbeitszeit verbrachte ich dann auch damit, Ohrfeigen zu verteilen. Für Einsätze in normalen Klubs und Discos war ich also absolut ungeeignet.

Wer aber schnell auf mich und meine Eigenschaften aufmerksam wurde, war die Berliner Rockerszene. In den Kneipen und Bars, in denen diese Jungs unterwegs waren, wehte ein deutlich anderer Wind als in irgendeiner Berlin-Mitte-Micky-Maus-Disco. Dort hatte man Bedarf an Leuten, die sich auch bei ebenbürtigen Gegnern durchsetzen und andere Jobs erledigen konnten. Und darin war ich außergewöhnlich gut, weswegen ich mich langsam von meinem Job an der Tür verabschiedete. Lange hätte ich ihn wahrscheinlich sowieso nicht mehr machen können, da ich inzwischen so viele Anzeigen wegen Körperverletzung laufen hatte, dass mir ein Berufsverbot drohte.

Meine neuen Jobs waren sehr viel lukrativer, wenn auch riskanter. Aber zu mir und meiner Umwelt hatte ich inzwischen ein wirklich gestörtes Verhältnis, sodass mir die Umstellung keine Probleme bereitete.

Ich war mittlerweile dermaßen im Arsch, dass ich mich selbst kaum noch wiedererkannte. Ich nahm sechs oder sieben verschiedene Schlafmittel, dazu alle möglichen Psychopharmaka und Beruhigungsmittel, und parallel zum Training auch Testosteron und Steroide. Tagsüber verließ ich meine Wohnung kaum noch und wenn doch, dann nur, um ins Gym zu gehen. Ansonsten verkroch ich mich und wollte niemanden sehen oder hören. Ich schlief kaum, und wenn ich doch mal einnickte, rissen mich die widerlichsten Träume direkt wieder aus dem Schlaf. Ich konnte keinen einzigen klaren Gedanken mehr fassen. Abends dann, wenn ich beruflich unterwegs war, war ich ein Vulkan. Aber keiner, der kurz vor dem Ausbruch stand, sondern einer, der regelmäßig mehrere Male am Abend Feuer spuckte. Jeder, der mir dumm kam, jeder, der mich schräg ansah, jeder, dessen Gesicht mir einfach nicht passte, hatte gewaltigen Ärger am Hals. Ich verprügelte regelmäßig Typen, die deutlich größer und breiter waren als ich, denn ob man einen Kampf gewinnt oder verliert, ist meistens keine Frage der Kraft, sondern der persönlichen Hemmschwelle. Und so etwas besaß ich zu dieser Zeit praktisch nicht mehr.

Meine Arbeitgeber wurden dementsprechend immer schräger und dubioser. Irgendwann kannte ich mich auch im Berliner Rotlichtmilieu bestens aus und begann dort zu arbeiten. Bereits im Dunstkreis der Rockergruppierungen war man nicht unbedingt menschenfreundlich eingestellt gewesen, um es mal so zu sagen. Es hatte Drogen, Prostitution, Schutzgelderpressungen und jede andere Art von Verbrechen gegeben, die man sich vorstellen konnte. Im Milieu gab es davon dann die verschärften Varianten. Hier zählten Menschenleben praktisch nichts mehr. Wer verletzt oder seelisch verkrüppelt wurde, war völlig egal. Starb jemand, dann erregte das Aufsehen, veränderte aber den Tagesablauf der meisten Leute nicht wirklich. Jetzt zählte wirklich nur noch das Geld. Unter den Rockern hatte es wenigstens noch eine Spur von Zusammenhalt und Kameradschaft gegeben, im Milieu dagegen war man nur ganz genau das wert, was man hatte oder anderen einbrachte. Und ich muss zugeben, dass mich diese Art keineswegs abgeschreckt hat. Ich fühlte mich diesem Umfeld nie wirklich zugehörig oder genoss es, mich dort zu bewegen. Aber ich war kein Unschuldslamm, das dort zufällig hineingeraten wäre. Im Gegenteil: Ich beteiligte mich an allem, was mir Ansehen, Geld oder auch nur einen gewissen Kick versprach – ohne Rücksicht auf Verluste. Längst war ich nicht mehr nur dafür da, Jobs für irgendwen zu erledigen, ich wirtschaftete nun kräftig in die eigene Tasche.

Was genau ich machte, spielt letztendlich keine Rolle, aber ich war ausnahmslos ein Arschloch. Mich interessierten andere Leute und ihre Befindlichkeiten nicht, ich kümmerte mich brutal und ohne Rücksicht nur um meine Geschäfte. Hier gab es keine Ehre, keine Kameradschaft, keine Rücksicht und kein Vertrauen. Jeder wollte jeden ficken, bei jeder Gelegenheit. Und ich sorgte dafür, dass ich nicht gefickt wurde.

So schräg es aus heutiger Sicht scheint, aber ich hatte endlich das Gefühl, nach der Bundeswehr in der richtigen Welt angekommen zu sein. Mir schien, ich hätte die Regeln nicht nur begriffen, sondern ich könnte sie auch anwenden. Und ich hatte den Eindruck, unter Leuten zu sein, die mich verstanden. Das war natürlich Blödsinn, niemand verstand mich, und selbst wenn es jemand gekonnt hätte, es hätte ihn nicht interessiert. Im Rotlichtmilieu waren die Leute aber genauso fertig wie ich, weswegen ich mich nicht mehr fühlte wie ein durchgeknallter Irrer. Hier waren alle Leute extrem stressig, nervtötend, gewalttätig, auf Drogen und emotional abgestumpft. Eben genau wie ich.

Dass ich nicht irgendwann im Knast landete, verdanke ich ironischerweise auch der Bundeswehr. Ich sammelte in jenen Tagen natürlich eine Menge Strafanzeigen. Beleidigung, Körperverletzung und unerlaubter Waffenbesitz waren noch die harmloseren Dinge, für die ich mich zu verantworten hatte – zumindest theoretisch. Denn abgesessen habe ich nie irgendeine Verurteilung, wenn man von einigen Tagen Untersuchungshaft hier und dort absieht. Wie schon als Kind und Jugendlicher wurde es mir jedes Mal strafmildernd angerechnet, dass ich psychisch einen Knacks, ADHS und – ganz neu – PTBS hatte. Dazu warfen meine Anwälte auch noch meine Leistungen bei der Bundeswehr in die Waagschale: »Herr Wolter hat für Deutschland sein Leben riskiert. Das Vaterland ist Herrn Wolter bis heute noch dankbar. Ohne mutige Menschen wie Herrn Wolter wäre eine Landesverteidigung undenkbar.« So etwas eben. Aber es funktionierte. Egal, wie widerlich und brutal die Dinge gewesen waren, die ich verbrochen hatte, ich kam immer mit einem Klaps auf die Finger davon. Und ich machte dementsprechend immer weiter, verprügelte Menschen, schluckte alle möglichen Medikamente, schlief kaum und trainierte. So sah mein Leben aus und mir war scheißegal, ob es mich eines Tages umbringen würde.

## Plötzlich normal

Ich verdiente in Berlin weiter mein dreckiges Geld und trainierte, als eines Tages wieder einmal eine gerichtliche Vorladung im Briefkasten lag. Wahrscheinlich hatte ich irgendeinem Spinner zu heftig eins auf die Zwölf gegeben, und der hatte mich angezeigt. Ich kannte das Prozedere zur Genüge und machte mir auch dieses Mal keine Sorgen, dass ich wirklich im Knast landen könnte. Ich war schließlich Kriegsveteran, der amtlich bestätigt nicht mehr rundlief, was dasselbe wie eine Du-kommst-aus-dem-Gefängnis-frei-Karte war.

Dementsprechend lief auch diese Verhandlung. Unter Berücksichtigung meiner Verdienste ums Vaterland und meiner psychischen Schäden ließ man mich ziehen. Dieses Mal jedoch nur unter einer Bedingung: Der Richter ordnete ein psychologisches Gutachten an, weil er der ganzen Geschichte um meine geistige Gesundheit auf den Grund gehen wollte. Ich fand das lächerlich, denn wenn ich etwas bereits im Überfluss hatte, dann waren das Diagnosen. Aber es nützte nichts: Wollte ich nicht im Knast landen, musste ich mich ein weiteres Mal mit irgendeiner Psychotante oder einem Typen über mein armes Seelchen unterhalten.

Ich fand mich wie angeordnet einige Tage später beim zuständigen Bezirksamt ein, wo mich eine Psychologin begutachten sollte. Wir unterhielten uns lange über meine Vergangenheit und meine aktuelle Verfassung und ich legte ihr alle Schmerztabletten, Beruhigungsmittel und Antidepressiva auf den Tisch, die ich zu dieser Zeit nahm.

Irgendwann lehnte sie sich in ihrem Stuhl zurück und sagte einen Satz, den ich in Bezug auf mich noch nie gehört hatte: »Herr Wolter, Sie sind völlig normal.«

Ich war völlig perplex. Man hatte ja schon viel über mich behauptet, aber dass ich normal sein sollte, war mir tatsächlich neu.

Allerdings machte die Psychologin eine kleine Einschränkung: »Sie sind normal, wenn man bedenkt, was Sie bereits alles durchgemacht haben. Das kann eigentlich niemand aushalten.«

Und damit hatte sie tatsächlich recht.

Ich wog damals glücklicherweise etwa 120 Kilogramm, was der einzige Grund dafür war, dass mich die falschen Medikamente in viel zu hoher Dosierung nicht schon längst umgebracht hatten. Allein die Menge der Schlaftabletten, die ich nahm, hätten vermutlich ausgereicht, um einen Durchschnittsmann ins Koma zu versetzen. Mir brachten die Dinger lediglich eine milde Beruhigung. Bedachte ich, dass ich neben meinen ADHS- und PTBS-Diagnosen noch einige andere nicht gerade gesunde Erfahrungen in meinem Leben gemacht hatte, dann fand ich den Befund, dass ich ganz normal war, gar nicht mehr so absurd.

Ursprünglich sollte ich psychologisch begutachtet werden, um zu prüfen, ob man mich in den Knast stecken konnte oder nicht. Aber nach dem Gespräch mit der Psychologin fühlte ich mich nicht allein deswegen erleichtert, weil ich wieder einmal dem Gefängnis entgangen war. Ich hatte zwar bereits vorher gewusst, dass es Gründe dafür gab, dass ich so war, wie ich eben war. Aber jetzt hatte ich zum ersten Mal das Gefühl, dass es jemanden gab, der etwas dagegen unternehmen konnte.

## Erste Schritte in ein halbwegs normales Leben

Ich hatte bereits seit Längerem mit dem Gedanken gespielt, mir professionelle Hilfe zu suchen. Denn mir war spätestens seit dem missglückten Selbstmordversuch mit der Pistole klar gewesen, dass ich irgendwann jemanden umbringen würde. Mich oder jemand anderen. Zudem bewegte ich mich in äußerst fragwürdigen Kreisen, wo durchaus mal jemand tot liegen blieb, und das erhöhte diese Wahrscheinlichkeit ganz dramatisch.

Die Psychologin, zu deren Besuch man mich verdonnert hatte, arbeitete nicht nur für die Stadt Berlin, sondern hatte auch eine eigene Praxis. Da mir die Frau sympathisch war und ich außerdem zum ersten Mal in meinem Leben das Gefühl hatte, dass man mich verstand, fragte ich, ob sie sich mich als dauerhaften Patienten vorstellen könnte.

Unabhängig von irgendwelchen Gerichten, sondern einfach, um mir zu helfen, denn das traute ich der Frau absolut zu. Doch leider gab es für sie keine Möglichkeit, mich zu behandeln, da sie bereits für mehrere Monate ausgebucht war und eine lange Warteliste hatte. Aber so leicht wollte ich nicht aufgeben, deshalb hängte ich mich ans Telefon und versuchte, einen Therapieplatz zu bekommen. Das Ergebnis war völlig ernüchternd. Ich telefonierte zwischen 30 und 40 Psychologen ab. Entweder platzte deren Praxis beinahe vor Patienten, oder - und das kam gar nicht so selten vor - man nahm mich nicht richtig ernst, sobald ich von meiner PTBS sprach.

Irgendwann gelang es mir dann doch, eine Psychologin zu finden. Sie war spezialisiert auf Traumabehandlungen und kannte sich mit PTBS sehr gut aus. Und das Beste war, dass ich bereits einige Tage später zum ersten Mal zu ihr gehen konnte. Die Frau war mir mindestens so sympathisch wie die Psychologin beim Bezirksamt, und nachdem wir uns eine gute Stunde lang unterhalten hatten, willigte sie ein, mich als ihren Patienten aufzunehmen. Und so befand ich mich plötzlich in psychologischer Behandlung. Zwar hatte ich das Gefühl, in irgendeiner Art und Weise versagt zu haben, da in meiner Welt immer noch nur Verrückte zum Psychologen rannten. Aber da mir die Besuche halfen, ignorierte ich diesen inneren Widerwillen und nahm die Hilfe an, die man mir anbot.

## PTBS

Ich hatte eigentlich nicht vor, ein Kapitel über posttraumatische Belastungsstörung, kurz PTBS, mit ins Buch aufzunehmen. Aber beim Schreiben des vorherigen Kapitels ist mir aufgefallen, dass es erstens gar nicht selbstverständlich ist zu wissen, um was für eine Krankheit es sich handelt, und dass zweitens viele Leute diese Erkrankung noch immer für eingebildet halten. Wie gesagt haben mir sogar Mitarbeiter von psychologischen Praxen mehr oder weniger höflich klargemacht, dass sie die PTBS für Quatsch hielten. Das ist sie nicht und diese

Erkenntnis hat sich zumindest bei denen, die sich professionell damit befassen, inzwischen durchgesetzt.

Bei der PTBS handelt es sich um eine psychische Erkrankung, die als Folge traumatischer Erfahrungen entstehen kann. Solche Erlebnisse können beispielsweise Gewalterfahrungen, Vergewaltigungen, Naturkatastrophen, Krieg oder Folter sein. In meinem speziellen Fall liegt die Traumatisierung sicher in den Erfahrungen während meiner Auslandseinsätze in Afghanistan. Das liegt jedoch nicht etwa daran, dass ich schwach wäre oder eine besonders anfällige Psyche hätte. Nein, tatsächlich kann jeder, der einmal einer Extremsituation ausgesetzt war, an einer PTBS als Folge eines Traumas erkranken. Man schätzt sogar, dass knapp zehn Prozent aller Menschen weltweit mindestens einmal im Leben von einer solchen Erkrankung betroffen sind.

Eine PTBS schränkt die Lebensqualität deutlich ein, weswegen es extrem wichtig ist, die Krankheit als solche zu erkennen und behandeln zu lassen. Tut man das nicht, besteht die Gefahr, dass die Erkrankung chronisch wird und fast nicht mehr behandelt werden kann. Wendet man sich jedoch rechtzeitig an einen darauf spezialisierten Therapeuten, dann sind die Chancen einer Heilung ziemlich gut.

Die Symptome einer PTBS sind äußerst vielfältig. Es gibt aber einige klassische Anzeichen, die ich alle auch selbst bei mir erlebt habe. Wiederkehrende Albträume, die im Zusammenhang mit dem traumatischen Erlebnis stehen, Schlafstörungen und Erinnerungslücken. Dazu kommen sogenannte Flashbacks, also das völlig unvermittelte Zurückerinnern an die traumatische Situation. Im Augenblick des Flashbacks ist man nicht in der Lage zu unterscheiden, ob man sich nur an das Geschehene erinnert oder ob man es tatsächlich gerade erneut durchlebt. Vor allem diese Flashbacks sorgen dafür, dass sich Betroffene in einem Zustand dauernder Bedrohung befinden, was wiederum zu ständiger Reizbarkeit, Erschöpfung und Konzentrationsstörungen führt. Ein normaler Tagesablauf ist so natürlich nicht mehr möglich.

Eine PTBS hat neben körperlichen und psychischen auch soziale Folgen. Betroffene ziehen sich oft zurück oder werden selbst gemieden, da sie ihren Mitmenschen launisch, unberechenbar, aggressiv oder auch teilnahmslos gegenüberstehen. Das führt oft zu Einsamkeit, die nicht selten in Alkohol- oder Drogenabhängigkeit mündet. Tatsächlich liegt das Risiko einer Suchterkrankung bei PTBS-Betroffenen deutlich höher als bei gesunden Menschen. Das Gleiche gilt für die Selbstmordanfälligkeit.

Die PTBS hat verschiedene Symptome, die auch bei anderen Erkrankungen auftreten können. Eine klare und eindeutige Diagnose ist deshalb gar nicht so einfach. Ich bekam meine Diagnose quasi auf dem Silbertablett serviert, ohne je vorher selbst ernsthaft an eine PTBS gedacht zu haben. Für die allermeisten Betroffenen ist der Weg dorthin jedoch deutlich schwieriger. Zunächst muss der Arzt alle anderen körperlichen und psychischen Erkrankungen wie Depressionen, Sucht oder neurologische Erkrankungen weitestgehend ausschließen. Das geht oft nur mit der Hilfe von Spezialisten. Steht die Diagnose letztendlich fest, führt der weitere Weg zu einem speziell ausgebildeten Therapeuten, einem Psychotraumatologen. Dieser beginnt gemeinsam mit dem Betroffenen langsam und äußerst behutsam eine Therapie. Diese führt nach Wochen oder Monaten bestenfalls dazu, dass das Trauma überwunden wird und der Betroffene wieder einen Weg zurück in ein normales Leben findet.

Neben einer frühestmöglichen Diagnose und Therapie ist es für Betroffene extrem wichtig, Unterstützung im sozialen Umfeld zu bekommen. Wenn ihr also jemanden kennt, von dem ihr glaubt, er könnte an einer PTBS leiden, dann habe ich ein paar Bitten an euch für den Umgang mit diesem Menschen:

Seid sehr, sehr vorsichtig mit gut gemeinten Ratschlägen oder sogar Schuldzuweisungen.

Hört aufmerksam und genau zu. Respektiert, was euer Gegenüber gerade durchmacht. Die Angst, die diese Person in vielen Momenten spürt, haltet ihr vielleicht für Blödsinn. Für den anderen ist sie aber absolut real.

Unterstützt denjenigen dabei, wenn er sich ärztliche Hilfe suchen will. Je nachdem, wie nahe euch der Betroffene steht, informiert euch selbst über die PTBS.

Nehmt jede Andeutung unbedingt ernst, die in Richtung Selbstmord geht, auch die zarteste. Und sucht in diesem Fall sofort nach professioneller Hilfe.

Und ich habe noch eine weitere Bitte: Wenn ihr euch selbst in den Schilderungen wiederzuerkennen glaubt, dann möchte ich euch trotzdem dringend vor leichtfertigen Selbstdiagnosen warnen. Eine PTBS, auch wenn sie deutlich öfter vorkommt, als man vielleicht glauben mag, ist keine Erkrankung, die man sich holt, wenn man sich mal erschreckt. Natürlich reagiert jeder Mensch anders auf Ereignisse, auch auf extreme: Was für den einen harmlos ist, kann den anderen schon traumatisieren. Dennoch führt an einer fachärztlichen Diagnose kein Weg vorbei!

## So wirst du zum Beast!

### *Tipp 4: Beeindrucke Leute!*

Das ist nicht so oberflächlich gemeint, wie es erst mal klingt. Es geht nicht darum, irgendwem zu gefallen oder zu zeigen, was für eine harte Sau du bist. Ich rede hier von Erwartungen, die es nicht nur zu erfüllen, sondern zu übertreffen gilt. Zunächst einmal bist du nur dir selbst Rechenschaft schuldig, niemandem sonst. Und was andere Leute von dir denken, sollte dir egal sein.

Im Leben ist es eben so, dass ständig jemand was von dir will. Ob es Lehrer sind oder Professoren, Trainer oder Chefs: Du musst dich ständig unter den Augen von irgendwem bewähren. Oder du fliegst so weit unter dem Radar, dass du nicht negativ auffällst. So kommt man auch ganz gut durchs Leben. Wenn du aber wirklich etwas erreichen willst, dann musst du es (neben dir selbst natürlich) diesen Leuten beweisen. Prüfungssituationen können belastend und stressig sein, du kannst sie aber auch als Ansporn nehmen und als Herausforderung betrachten. Und das solltest du. Beginne damit, die Leute um dich herum zu beeindrucken, indem du ihre Erwartungen übertriffst. Wenn dir in der Schule eine Vier reicht, um zu bestehen, dann arbeite an der Eins. Wenn dein Trainer von dir 20 Liegestütze sehen will, dann gib ihm 50.

Genieße es, wie den Leuten um dich herum die Kinnlade herunterklappt, wenn du Erwartungen übererfüllst. Arbeite härter und mehr als jeder andere. Aber vergiss nicht, dass du es nur für dich selbst tust. Du bist derjenige, der erleben muss, wie es sich anfühlt, wirklich überragend zu sein. Werde der Beeindruckendste unter den Beeindruckenden!

## Cannabis

Seit dem Jahr 2017 habe ich also eine feste Therapeutin, die mich unterstützt. Das ist noch gar keine so lange Zeit. Ich darf gar nicht darüber nachdenken, wie viel Kummer mir und auch anderen erspart geblieben wäre, wenn ich früher auf die Idee gekommen wäre, mich in fähige therapeutische Hände zu geben. Stattdessen ließ ich mich nur mit noch mehr Medikamenten vollpumpen, die am Ende doch nichts brachten.

Gespräche allein sind aber nur die halbe Miete. Meine Therapeutin setzte von Beginn an auf eine begleitende Behandlung, allerdings nicht in Form von Pillen. Eine mit ihr befreundete Psychiaterin therapierte seit einigen Jahren sehr erfolgreich mit Cannabis und hatte gerade mit Trauma- und ADHS-Patienten sehr gute Erfahrungen gemacht. Dass Cannabis zur Behandlung von Schmerzpatienten und Menschen mit HIV oder Epilepsie eingesetzt wurde, wusste ich, alles andere war mir damals neu. Aber ich hatte natürlich nichts gegen einen Versuch einzuwenden, vor allem, weil ich ja über reichlich Erfahrung mit dem Konsum verfügte. Die Cannabistherapeutin stellte sich als mindestens genauso sympathisch heraus wie ihre Freundin, meine Psychiaterin. Und nach einigen Gesprächen befand sie, dass ich durchaus von einer Cannabistherapie profitieren könnte.

Wir begannen mit einigen Ölen, aber grundsätzlich konnte ich auch immer mal ganz oldschool einen durchziehen. Tatsächlich stellte sich relativ schnell eine Wirkung ein. Damit meine ich nicht, dass ich pausenlos bekifft war, denn so wirkt Cannabisöl nicht. Der Wirkstoff THC ist hinlänglich bekannt und ich glaube nicht, dass ich euch sehr viel zu seiner Wirkung erklären muss. Der zweite, weniger bekannte Wirkstoff der Cannabispflanze, das Cannabidiol, kurz CBD, hat absolut überhaupt keinen berauschenden Effekt. Wirklich nicht. Nur er ist im Cannabisöl, das frei verkäuflich ist, enthalten. Es ist auch keine Überdosierung möglich, so harmlos ist das Zeug. Ich bekam im Rahmen meiner Therapie jeden Tag eine ordentliche Portion davon verschrieben und schon nach einigen Tagen ging es mir deutlich besser. Das war mir kurz zuvor noch als völlig unmöglich erschienen. Mein Leben war streng genommen immer noch ein ziemlicher Müllhaufen, aber ich sah die ganze Sache nun gelassener und vor allem: positiver.

Natürlich lebte ich immer noch von der Hand in den Mund und würde in diesem Leben aufgrund meiner Vorerkrankungen keinen normalen Job mehr bekommen. Aber das schien mir jetzt, wo ich ein bisschen konzentrierter war und klarer sehen konnte, auch nicht mehr ganz so wichtig. Die Hauptsache war, mit mir selbst zufrieden zu sein, und das konnte ich ganz allmählich von mir behaupten. Natürlich war nicht von heute auf morgen alles super und wunderbar. Aber ich war schnell nicht mehr so aggressiv wie noch vor Kurzem und hatte auch nicht mehr den Drang, jeden, der mich schief ansah, zusammenzuschlagen.

Überhaupt ging mir jetzt sinn- und grundlose Gewalt ziemlich schnell gegen den Strich. Vor allem, wenn sie gegen Leute gerichtet war, die sich nicht wehren konnten. Mein altes Beschützergen, das ich schon längst verschüttgegangen geglaubt hatte, zeigte sich wieder. Denn bereits zu Schulzeiten hatte ich, wenn ich andere Kinder drangsalierte, immer ein Auge darauf gehabt, dass ihnen niemand auf den Keks ging – außer mir selbst natürlich. Die Jungs gehörten mir, deswegen durfte sich auch kein anderer an ihnen vergreifen. Auch meine Kumpels waren immer sicher, wenn ich in der Nähe war. Näherte sich jemand, der auf Stress aus war, dann war meist ich es aufgrund meiner Statur, der dafür sorgte, dass sich niemand an ihnen vergriff oder in Schlägereien verwickelte. Trotz allem, was ich so anstellte, hatte ich es als eine Pflicht angesehen, dass der Stärkere den Schwächeren beschützte.

Diese wiederentdeckte Ader vertrug sich überhaupt nicht mit meinen Jobs an Türen, bei irgendwelchen Rockergruppen oder im Rotlichtmilieu. Dort hatte ich mir gerade durch meine Rücksichtslosigkeit einen guten Ruf erarbeitet. Nach und nach zog ich mich aus allem zurück, wofür ich andere Menschen ausnutzen musste und das mit Gewalt zusammenhing. Ich wurde durch die Therapie und das Cannabis nicht von heute auf morgen zu einem neuen Menschen. Aber ich wollte mich ändern, ohne dabei gleich wieder verarmt auf der Couch zu hocken. Deshalb schwor ich auch nicht gleich feierlich der ganzen Szene ab. Ab sofort ließ ich mich aber maximal auf kleine Gelegenheitsgaunereien ein, sodass ich zwar noch etwas verdiente, aber niemand dabei ernsthaft zu Schaden kam und sich auch die Polizei nicht mehr für mich interessierte.

Nach einigen Monaten hatte ich mit der ganzen Szene überhaupt nichts mehr zu tun und lebte ausschließlich von der Stütze. Das war hart, aber im Gegenzug bekam ich ein gutes Stück Seelenfrieden zurück, da ich nicht mehr unentwegt von Verrückten umgeben war. Ich hartzte also rum und tat nur noch das, was mir schon immer am meisten Spaß gemacht hatte: Ich trainierte. Und ich trainierte härter als jemals zuvor. Das Krafttraining nahm mich völlig in Beschlag, denn ich behandelte es wie einen Freund, den ich viel zu lange vernachlässigt hatte.

Neben meinem Vater war der Sport immer die einzige Konstante in meinem Leben gewesen. Sport war zu jeder Zeit für mich da gewesen, und wenn ich aufzählen müsste, wie oft mich das Training schon aus Kummer, Frust, Depressionen, Downs und psychischen Problemen geholt hatte, ich hätte es nicht sagen können. Es war das Training, das mir irgendwie immer das Leben gerettet und mich von wirklichen Dummheiten abgehalten hat. Umso sträflicher war es gewesen, dem Pumpen nicht die Bedeutung beigemessen zu haben, die es verdiente. Aber damit sollte Schluss sein. Ich beschloss, härter zu trainieren als jemals zuvor, härter als jeder andere. Ich war wieder in der Lage, mich auf etwas zu konzentrieren, also konzentrierte ich mich auf den Kraftsport.

## Meditation

Für die meisten Leute ist es außerordentlich schwierig, mit mir umzugehen. Wenn man mich zum ersten Mal trifft und nichts oder nicht viel über mich weiß, geht man davon aus, es mit einem erwachsenen Menschen zu tun zu haben, der klare, rationale Entscheidungen treffen, sich beherrschen und klar formulieren kann, was ihm gefällt und was nicht. Leider ist es bei mir nicht ganz so einfach. Ich werde schnell wütend, bin chronisch misstrauisch, verlasse oft tagelang nicht die Wohnung und habe große Probleme damit, Ordnung zu halten. Klingt nicht sonderlich erwachsen und ausgeglichen. Und das verstört viele Leute.

Mir war schon als Schulkind klar, dass ich ADHS habe, auch wenn ich die Krankheit natürlich nicht so hätte benennen können. Aber wie ihr schon wisst, hatte ich große Probleme damit, still zu sitzen und mich zu konzentrieren. Später, als auch noch die PTBS hinzukam, fiel ich endgültig in ein Loch, das mir absolut bodenlos vorkam. Meine Psyche versagte völlig und ich war das genaue Gegenteil von dem, was man als normal bezeichnen würde.

Dass es mir heute viel besser geht als damals, liegt zum großen Teil an meiner psychologischen Gesprächstherapie und der Behandlung, die ich mit Cannabis erhalten habe. Daneben gibt es aber noch eine dritte für mich sehr wichtige Hilfe: die Meditation.

Meditation wird oft als Unfug verspottet. Man denkt automatisch an zottelige Gestalten in flatternden Gewändern, die im Schneidersitz hocken, pausenlos »Om« sagen und dabei letztlich nichts Sinnvolles machen. Hippiekram eben. Wenn man mir vor einigen Jahren gesagt hätte, dass ich einmal regelmäßig meditieren würde, hätte ich wahrscheinlich schallend gelacht. Sobald man aber diese Vorurteile einmal beiseitelässt, ist man offen für Neues. Deswegen möchte ich euch gern etwas über Meditation erzählen und darüber, was sie mir bedeutet und wie sie mir hilft.

Zunächst mal bedeutet meditieren nicht, dass man nur sinnlos herumhockt. Tatsächlich besteht Meditation aus vielen verschiedenen Achtsamkeits- und Konzentrationsübungen. Das bedeutet, man setzt sich ruhig mit sich und seiner Umwelt auseinander, ohne dabei an irgendwelche Aufgaben zu denken, die man bewältigen müsste.

Eine Achtsamkeitsübung kann daraus bestehen, seinen Kopf völlig freizuräumen von irgendwelchen Gedanken. Man sitzt still und hört beispielsweise nur dem eigenen Atem zu. Je länger man sich auf nichts anderes konzentriert als das eigene Atmen, also das Hier und Jetzt, desto mehr verschwindet alles, was einen in der Vergangenheit oder Gegenwart belastet hat, und auch alle zukünftigen Dinge wie Hoffnungen oder Erwartungen treten in den Hintergrund. Man wird ruhig, gelöst und eins mit sich. Der Körper entspannt sich und auch der Kopf räumt sich immer weiter auf. Keine Emotionen belasten oder stören mehr, sondern man ist ganz mit sich und seiner Umwelt im Reinen.

Von diesen Übungen gibt es unendlich viele verschiedene Auslegungen. Alle dienen der Stressreduktion. Durch die selbst verordnete Ruhe zwingt man seinen Körper und seine Gedanken, still zu sein und sich vollständig auf den gegenwärtigen Moment zu konzentrieren. Hat man ein bisschen Übung mit dieser Art Meditationsübung, dann stellt sich der Effekt der Beruhigung schon sehr schnell ein.

Bei den Konzentrationsübungen geht es darum, seine Gedanken gezielt anzuhalten. Wieder sitzt man ruhig, allerdings konzentriert man sich diesmal auf ein bestimmtes Objekt in der Umgebung. Das kann alles Mögliche sein, wie etwa eine Uhr, ein Tisch oder eine Tasse. Man lässt dieses Objekt keine Sekunde aus den Augen und konzentriert sich von allen Objekten, die einen umgeben, nur darauf. Der normale Gedankenfluss, den man den ganzen Tag über hat, wird angehalten. Je länger man das Objekt beobachtet, desto vertrauter wird es einem. Gleichzeitig erscheint es einem aber auch immer fremder, weil man Facetten daran entdeckt, die einem vorher nie aufgefallen sind.

Irgendwann erreicht man den Punkt, an dem sich alles Denken nur um den anvisierten Gegenstand dreht.

Diese Übung führt ebenfalls zu tiefer Beruhigung und Stressreduktion. Gleichzeitig verschwinden alle Gedanken, die einem durch den Kopf rasen. Am Ende dieser Übung ist man deshalb in der Lage, wirklich befreit und ganz klar darüber zu entscheiden, welche Gedanken man in seinen Kopf lässt und welche draußen bleiben.

Meditation ist so alt wie die Menschheit selbst und dementsprechend gibt es je nach Kultur oder Religion verschiedenste Ausrichtungen. Es existieren beinahe unendlich viele Übungen und jede setzt einen etwas anderen Schwerpunkt. Grundsätzlich gemeinsam aber haben alle, dass man sich für eine kurze Zeit aus dem bewussten Leben zurückzieht, sich sammelt und konzentriert.

Wenn ihr jetzt abwinkt und denkt, dass ihr keine Zeit für so etwas habt oder keinen Platz, euch einen Yogaraum oder ein Meditationszentrum einzurichten, lasst mich euch sagen, dass das auch überhaupt nicht notwendig ist. Unter den extrem vielen verschiedenen Arten zu meditieren kann und darf jeder seine ganz eigenen Wege und Übungen finden. Ich selbst meditiere beispielsweise gern, wenn ich mit meinen Hunden Gassi gehe. Ich mache während des Spazierengehens einfache Atemübungen und schaffe es so, mich innerhalb weniger Minuten zu beruhigen. Oder ich hocke mich in einen Jägerhochstand, an dem ich regelmäßig mit den Hunden vorbeikomme. Püppi und Coco jagen sich über den Acker und kommen für zehn Minuten allein zurecht. Währenddessen sitze ich dort oben, schließe die Augen und konzentriere mich auf nichts weiter als meine eigene Atmung. Bereits nach kurzer Zeit werden meine Gedanken klarer und meine Sinne schärfer. Ich höre Dinge, die ich vor einigen Minuten nicht wahrgenommen habe, und alle negativen Gedanken und aller Stress weichen einer absoluten Zufriedenheit und Ausgeglichenheit.

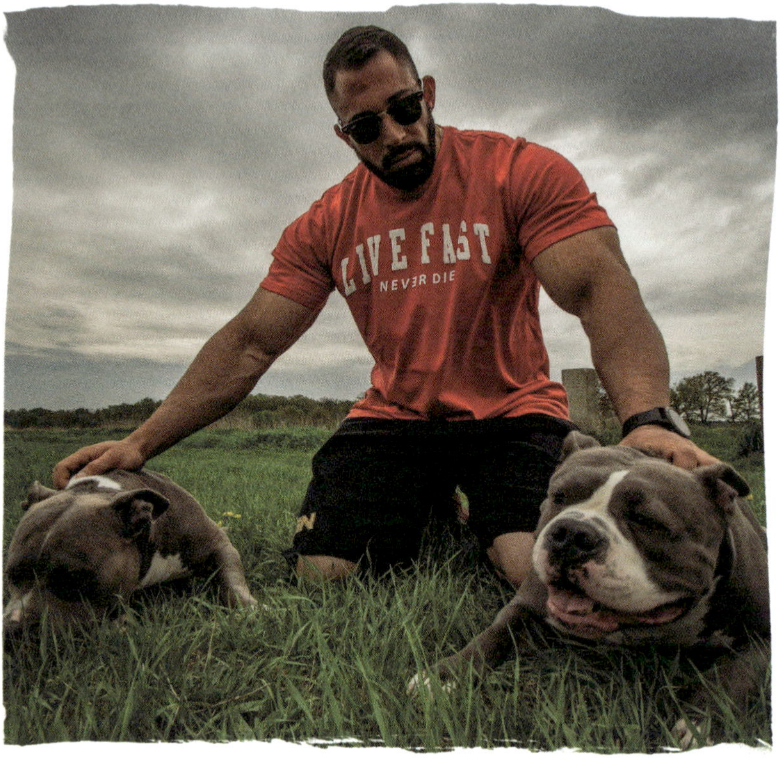


*Entspannt beim Gassigehen 2018*

Man sieht, Meditation ist keine Frage der Zeit oder der Umgebung. Man muss sich nicht in irgendwelche Tempel zurückziehen oder eine Woche Urlaub nehmen. Setzt euch einfach auf die Couch, den Fußboden oder wohin auch immer und konzentriert euch auf nichts weiter als auf euch selbst. Wenn ihr wirklich los- und euch auf die Sache einlasst, werdet ihr schon nach kurzer Zeit die ersten Effekte bemerken. Ihr entspannt euch, eure Gedanken kommen zur Ruhe.

Sollte es beim ersten Mal nicht direkt so klappen, wie ihr euch das vorgestellt habt, dann lasst euch davon nicht irritieren. Sport und Meditation haben da vieles gemeinsam. Natürlich gibt es als Anfänger immer Effekte, die man sofort bemerkt. Aber wirklich sinnvoll und auch zielführend wird es mit viel Übung und noch mehr Ausprobieren, was für euch das Richtige ist.

Vielleicht haltet ihr Meditation trotz meiner Worte immer noch für Unfug. Dem möchte ich gerne mit etwas Wissenschaft entgegensteuern, denn dass Meditation einen medizinisch messbaren Nutzen hat, ist völlig unumstritten.

Das Internet ist voll mit Videos von Mönchen des Zen-Buddhismus, die in der Lage sind, Nadeln durch Fensterscheiben zu werfen oder sich ohne eine Miene zu verziehen Speere durch den Körper treiben lassen. Es gibt zahlreiche Studien über diese Menschen. Denn was sie allein mit ihrer unfassbaren Konzentrationsfähigkeit zu leisten imstande sind, ist wirklich nicht mehr von dieser Welt. Diese Fähigkeiten bringen euch zugegebenermaßen im Alltag nicht so wahnsinnig viel. Aber sie beweisen eindeutig, wozu der Mensch in der Lage ist, wenn er seine Konzentrationsfähigkeit wie einen Muskel über viele, viele Jahre trainiert. Denn die Ergebnisse dieses Trainings lassen sich messen.

Die Neuropsychologie hat festgestellt, dass der präfrontale Kortex – der Teil unseres Gehirns, der für das Zusammenspiel zwischen Handlung, Gedächtnis und emotionaler Bewertung zuständig ist – bereits nach drei Monaten Meditation an Volumen zugelegt haben kann. Der *Cortex praefrontalis* befindet sich direkt hinter der Stirn. Er empfängt sensorische Signale von außen und steuert, wie physisch, psychisch und emotional mit diesen Signalen umgegangen wird. Dabei stützt er sich auf die eigenen Erinnerungen. Ein kleines Beispiel: Jemand hält euch eine brennende Kerze an die Hand. Wie reagiert ihr? Gar nicht! Denn noch bevor ihr überhaupt checkt, was Sache ist, sorgt der präfrontale Kortex bereits dafür, dass ihr die Hand wegzieht. Die Nerven registrieren die Hitze und leiten dieses Signal an diesen Gehirnteil weiter. Der assoziiert die Hitze mit Schmerzen, Verbrennung und Verwundung. Sofort zieht ihr die Hand aus der Gefahrenzone, bevor ihr überhaupt bewusst etwas davon mitbekommen habt.

Dieser normale Verarbeitungsprozess lässt sich durch viele Jahre der Übung wegtrainieren. Als Beispiel nehmen wir wieder die Mönche. Einige von ihnen lassen sich mit Eisenstangen schlagen oder mit Holzstöcken verprügeln, ohne dass sie auch nur einen Mucks von sich geben. Die natürlichen Reflexe, sich zu ducken, abzuhauen, unter den Schmerzen zusammenzubrechen oder zumindest ein kleines »Aua« hören zu lassen, haben sie sich in jahrelanger Meditation abtrainiert. Diese Leute sind in der Lage, sich derart zu konzentrieren, dass sie den Schmerz buchstäblich nicht mehr spüren. Sie können ihn und alles andere einfach ausblenden, weil sie ihren präfrontalen Kortex gezielt durch Meditation trainiert haben.

Ein weiterer messbarer Erfolg der Meditation stellt sich im Gehirnteil der Amygdala ein. Die Amygdala ist ein Kerngebiet des Gehirns. Sie bewertet Gefahrenlagen und spielt eine wesentliche Rolle dabei, wie wir Situationen emotional bewerten und wiedererkennen. Außerdem steuert sie, wann wir uns einer Gefahrensituation aussetzen oder die Flucht ergreifen.

Soviel man heute weiß, findet bei einer PTBS eine Dysregulation der Amygdala statt: Sie ist in der Regel vergrößert und lässt einen somit öfter und schneller die Flucht ergreifen und man hat stärker und häufiger Angst. Menschen, bei denen dieses Gehirnareal normal arbeitet, empfinden in einer Prüfungssituation höchstens ein mittleres Maß an Nervosität. Ist dieses Gebiet jedoch vergrößert, dann bringen einen schon einfachste Dinge dazu, panisch aus dem Raum zu flüchten oder, noch schlimmer, ihn gar nicht erst zu betreten. Auch hier wirkt Meditation deutlich messbar entgegen. Regelmäßige Konzentrations- und Achtsamkeitsübungen lassen die Amygdala deutlich schrumpfen und sorgen so auf einer rein körperlichen Ebene dafür, dass man sich nicht weiter von seiner Angst beherrschen lässt.

Das waren nur zwei Beispiele dafür, dass Meditation keine Frage des Glaubens ist, sondern wissenschaftlich messbare Resultate liefert. Ich persönlich bin froh, meine eigenen Vorurteile überwunden zu haben und nun ein besseres, entspannteres Leben zu führen.

Trotzdem soll das hier kein Meditationsratgeber sein. Ich wollte euch von den offenkundigen Vorteilen und dem Nutzen berichten, den Meditation für mich hat. Aber es gibt da draußen noch so viel mehr zu entdecken. Haltet euren Geist frei und unvoreingenommen und ihr werdet die passende Übung für euch finden. Es ist wie beim Sport: Sucht euch das, was zu euch passt. Und dann bleibt am Ball!

## Anabolic Unicorn

Wer mehr als eines meiner Videos gesehen hat, der weiß, dass mein Verhältnis zu anabolen Steroiden, Testosteron und anderen Hilfsmitteln eher unverkrampft ist. Anders gesagt: Ich bin auf Stoff, seit ich den Kraftsport ernsthaft betreibe. Für mich ist es einfach normal geworden, mich aller mir zur Verfügung stehenden Mittel zu bedienen, um mein Ziel zu erreichen. Beim Training bin ich, wie im restlichen Leben inzwischen auch, ein Perfektionist. Das bedeutet, ich pumpe nicht einfach wild drauflos, sondern ich folge dabei einer ganz bestimmten Vorstellung von mir selbst. In meinem Kopf existiert bereits eine bestmögliche Version von Kevin Wolter, und die versuche ich zu erreichen oder ihr zumindest möglichst nahe zu kommen.

Vorbilder gab es für mich natürlich eine Menge, aber Klassiker wie Arnold Schwarzenegger lebten für mich auf einem völlig anderen Planeten. Jemand, den ich schon früh bewunderte und der auch noch heute eines meiner größten Vorbilder ist, ist die »Maryland Muscle Machine« Kevin Levrone. Kevin war schon zu meiner Jugendzeit einer der bedeutendsten und bekanntesten Profibodybuilder der Welt und hat so ziemlich jeden Preis gewonnen, den es in diesem Bereich zu gewinnen gibt. Der Typ ist eine echte Maschine und mir war früh klar, dass ich genauso aussehen wollte wie der Amerikaner. Ich arbeitete wie besessen immer härter an mir. Aber ganz gleich, wie viel ich auch trainierte, ab einem gewissen Punkt war Schluss. Der menschliche Körper besitzt ein gewisses Potenzial, das sich zwar ausschöpfen, aber nicht überschreiten lässt. Zumindest nicht »natural«, also ohne die Hilfe gewisser Präparate. Knapp sieben Jahre lang trainierte ich ohne Hormone, Steroide oder Testosteron, bis ich irgendwann an meine körperlichen Grenzen kam. Die musste ich jedoch überschreiten, wenn ich mich entwickeln wollte – und das wollte ich unbedingt.

Mit dem Thema Leistungssteigerung, um es mal so zu nennen, kommt man als Kraftsportler sehr schnell in Berührung. Jeder kennt jemanden, der etwas nimmt. Oder kennt jemanden, der jemanden kennt. Es ist ein offenes Geheimnis, dass im Grunde die gesamte Szene voll mit Hormonen, Testosteron und Steroiden ist. Ich selbst beschäftigte mich mit diesem Thema auch schon sehr früh und kaufte oder lieh mir jedes Buch dazu. Ich las über die verschiedenen Mittel und ihre Wirkung, ihre möglichen und wahrscheinlichen Nebenwirkungen und über die Wechselwirkungen mit anderen Mitteln. Ich studierte das Thema regelrecht und hätte zu dieser Zeit wahrscheinlich einen Doktor in Stoffkunde machen können, lange bevor ich selbst überhaupt etwas nahm. Als ich dann glaubte, die Risiken einschätzen zu können, entschloss ich mich, meinem Körper auf die Sprünge zu helfen. Denn wenn es Mittel gab, die mich dabei unterstützten und meine Gesundheit nur so weit gefährdeten, wie ich es selbst vor mir verantworten konnte, umso besser.

Bodybuilding war für mich schon länger eine ernsthafte Angelegenheit geworden. So ernst, dass es mein erklärtes Ziel war, irgendwann damit meinen Lebensunterhalt zu verdienen. Zu dieser Zeit war ich noch beim Bund und mir war bereits bewusst, dass mich nach meinem Ausscheiden dort beruflich nichts Ernsthaftes erwartete. Wenn man aber vom Bodybuilding leben will, dann kommt man um Wettbewerbe nicht herum. Nur die bringen einem die Bekanntheit und das Geld, um wirklich eine Existenz darauf aufbauen zu können. Nach Contest sah mein Körper aber mit seinen 22 Jahren überhaupt nicht aus. Und er würde sich auch nicht verbessern, wenn ich nicht nachhalf. Also entschloss ich mich etwa sechs Wochen vor meinem ersten Wettkampf, dass ich in jedem Fall etwas nähme, um dort nicht absolut unterzugehen. Ich besorgte mir verschiedene Steroide und trainierte gleichzeitig extrem weiter, ohne Rücksicht auf meine Gesundheit. Und damit meine ich nicht den Stoff.

Da mein Vater als Fitnesstrainer arbeitete, hatte er mir die Basics nähergebracht, als er bemerkt hatte, dass mein Interesse am Kraftsport nicht nur eine kurze Phase war. Ansonsten wurde ich aber nie von jemandem angeleitet oder trainiert. Selbst wenn jemand versucht hätte, mir Tipps zu geben, hätte ich seine Unterstützung in meiner Sturheit nicht angenommen. Ich wollte immer alles auf eigene Faust ausprobieren und so brachte ich mir alles über das Training, die Auswahl der Übungen, über die Pausen und die Ernährung selbst bei. Das war natürlich ein Albtraum für meinen Rücken, meine Gelenke und meine Muskulatur, aber das interessierte mich nicht. Ich trainierte immer so, wie ich es für richtig hielt.

Knapp zwei Monate später konnte ich beim Wettkampf tatsächlich überzeugen. Mein Posing und alles, was sonst noch dazugehörte, waren okay, aber nicht wirklich gut. Dafür hatte ich einen Körper wie aus Bronze gegossen. Das harte Training ohne Rücksicht auf physische Ressourcen und der Stoff hatten ihre Wirkung gezeigt. Und so gewann ich im Jahr 2010 meinen ersten Bodybuilding-Contest.

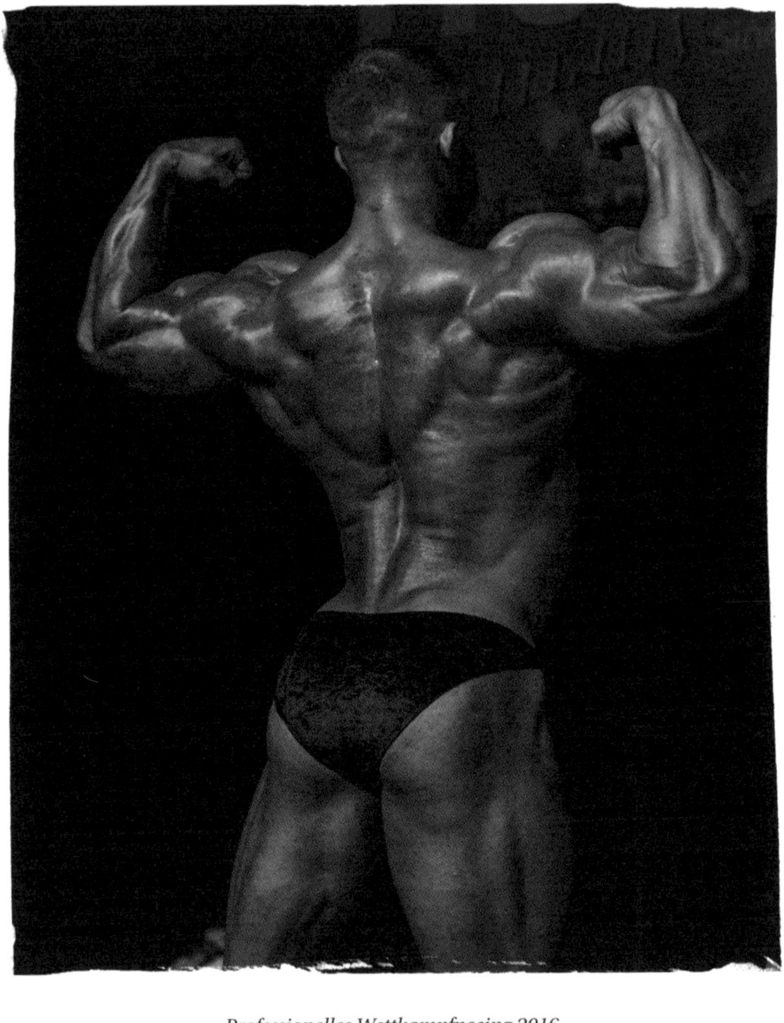

*Professionelles Wettkampfposing 2016*

Es lag nicht nur an diesem Wettbewerb, dass ich meinen Konsum nie wirklich bereut habe. Und ich machte auch nie einen Hehl daraus. Dabei könnte man es eigentlich belassen. Eigentlich. Tatsächlich war es aber so, dass ich für diesen Umgang mit Stoff sehr schnell und sehr heftig angefeindet wurde. Zunächst verstand ich das nicht so ganz. Aber je länger ich in der Bodybuilderszene unterwegs war, desto mehr fiel mir auf, wie verlogen die ganze Scheiße war und bis heute ist. Da liefen Leute voll auf Stoff mit unfassbar deformierten Muskeln durch die Gegend und schworen jedem, der es hören wollte, auf das Grab ihrer Mutter, dass sie sich lediglich gesund ernährten und viel Wasser tranken. Teilweise hatte ich selbst gesehen, wie sich die Leute etwas spritzten, und trotzdem blieben sie immer dabei, dass sie »natural« waren, also ganz ohne Stoff trainierten.

Ich fand das irre. Ich verstehe natürlich, dass es einem an der einen oder anderen Stelle unangenehm war, so etwas zuzugeben. Aber ich hatte immer angenommen, dass man im Gym unter sich und es deshalb total überflüssig war, sich bei absolut offensichtlichen Dingen gegenseitig anzulügen. So war es aber nicht. Wer auf Stoff war, machte daraus ein Staatsgeheimnis. Und wenn jemand wie ich um die Ecke kam und ganz offen erzählte, dass ich nicht natural unterwegs war, wurde ich angesehen, als hätte ich die Pest.

Das änderte sich erst später, als ich mit den Videos anfing. Auch bei YouTube machte ich überhaupt keinen Hehl daraus, dass ich »on« war. Von der Community dort wurde mir das interessanterweise überhaupt nicht vorgeworfen. Natürlich gab und gibt es auch immer noch Leute, die mir dringend vom Stoff abrieten. Das finde ich aber völlig okay, solange niemand den Moralapostel spielt. Vielmehr freute man sich über meine Offenheit und Ehrlichkeit, was in Bezug auf Stoff eine neue Erfahrung für mich war. Ich bin grundsätzlich ein ehrlicher Typ, warum sollte ich also in dem Fall lügen? Ganz abgesehen davon, dass man mir kaum abnehmen würde, so einen Körper wie meinen nur durch viel Wasser und Brokkoli bekommen zu haben.

Je mehr ich von anderen Sportlern wegen meines Konsums angefeindet wurde, desto trotziger reagierte ich darauf. Es gibt Fotos von mir in T-Shirts, auf denen Sachen wie »I love roids« und Ähnliches standen.

Ich wollte, dass jeder wusste, dass ich ganz offen zu meinem Konsum stand und in keiner Weise einen Hehl daraus machte. Zeitweise genoss ich es sogar richtig, wenn sich wieder jemand darüber aufregte, wie sehr ich doch die Szene in Verruf brachte mit meiner Art, das Thema Anabolika anzugehen. Ich konnte über so etwas nur lachen. Denn erstens muss man kein ausgewiesener Bodybuilding-Experte sein, um zu wissen, dass Steroide und andere Mittel in der Szene eine große Rolle spielen. Und zweitens kann man einen auf natürlichem Weg trainierten Körper von einem auf Stoff entstandenen rein optisch sehr schnell unterscheiden. Den Schuh des Nestbeschmutzers und Geheimnisverräters zog ich mir deswegen überhaupt nicht erst an.

Aber meine offensive und ehrliche Art im Umgang mit Stoff hatte irgendwann einen Effekt, den ich überhaupt nicht beabsichtigte: Ich warb aktiv für die Mittel. Das war aber überhaupt nicht meine Idee gewesen. Wenn jemand sagt, er will Wettkampf-Bodybuilding betreiben und deswegen auf Stoff trainieren, dann ist das für mich genauso okay wie jemand, der einfach nur den sportlichen Aspekt genießen und natural trainieren will. Beides steht für mich absolut gleichwertig nebeneinander. Dass ich ganz persönlich zu Steroiden und Testosteron greife, bedeutet nicht, dass ich das für den einzig richtigen und für jedermann gültigen Weg halte. Ich bin ganz einfach ein totaler Individualist, der sagt, dass jeder das machen soll, was er für sich selbst am besten findet. Missionare finde ich ätzend, ganz egal, ob sie Natürlichkeit oder Stoff predigen. Ich will, dass man mich meine eigenen Entscheidungen treffen lässt, genauso wie ich anderen natürlich zugestehe, ihre eigenen Wege zu finden.

Zur Wahrheit gehört aber auch, dass ich in den letzten Monaten meinen Konsum immer häufiger überdacht habe und wohl tatsächlich in nächster Zeit damit aufhören werde. Es kommt immer wieder vor, dass Sportler früh sterben. Das ist traurig, aber nicht wahnsinnig ungewöhnlich, denn wer seinem Körper viel abverlangt, der betreibt an ihm auch zu einem gewissen Grad Raubbau. In den letzten Monaten und

Jahren sind jedoch eine Menge Bodybuilder gestorben, deren Zeit eigentlich noch lange nicht gekommen war. Dallas McCarver, Rich Piana und zuletzt Pit Trenz sind nur einige Beispiele. Wenn man diese Leute gesehen und gekannt hat, dann war einem klar, dass sie voll im Saft standen und noch viele Jahrzehnte vor sich gehabt hätten. Pit wurde 53 Jahre alt, Rich 46 Jahre und Dallas nur 26, was besonders dramatisch ist. Dass diese Jungs und andere lange, lange vor dem Rentenalter gestorben sind, hat immer dieselben Ursachen: das Herz, die Leber, die Nieren. Man muss schon sehr verblendet sein, um einen Zusammenhang zu Steroiden nicht wenigstens zu erahnen. Flex Wheeler, eine andere Legende des Bodybuildings, ist da vergleichsweise gut weggekommen: Ihm musste der rechte Unterschenkel amputiert werden. Dass dies eine direkte Folge seines langjährigen Stoffkonsums war, hat er ziemlich deutlich klargemacht.

Wie man es auch dreht und wendet, Konsum ist nicht gesund. Das war mir auch vorher schon bewusst, aber wenn man jung ist und davon ausgeht, ewig zu leben, dann nimmt man einige Dinge noch lockerer. Man kann das ein bisschen mit dem Zigarettenrauchen vergleichen: Wer sich mit 12, 13 oder 16 Jahren seine erste Kippe ansteckt, der macht das nicht, weil er Bock auf Lungenkrebs hat. Er geht einfach mal davon aus, nie welchen zu kriegen, und fertig ist die Laube. Gut, hin und wieder sterben Leute an Lungenkrebs oder bekommen Asthma oder ein Raucherbein, aber das muss ja nicht direkt mit dem Rauchen zusammenhängen und könnte auch an etwas völlig anderem gelegen haben, denkt man sich dann. Aber insgeheim weiß jeder Raucher, woran es wirklich gelegen hat. Und wenn man von einem 35 Jahre alten Bodybuilder hört, der an Nierenversagen gestorben ist, dann weiß auch jeder andere Bodybuilder, woran es gelegen hat – ob er es zugibt oder nicht.

So weit möchte ich es nicht kommen lassen. Wer sich regelmäßig meine Clips bei YouTube ansieht, dem dürfte aufgefallen sein, dass ich in der Vergangenheit kurze Trips nach Istanbul unternommen habe, um mir Haare transplantieren zu lassen. Ja, ich weiß, ich habe an anderer Stelle gesagt, dass ich nicht besonders eitel sei, aber bei Haaren ist das was anderes, die sind mir wichtig. Interessanterweise liegt Haarausfall überhaupt nicht bei mir in der Familie, auch mein Vater hat bis heute richtig dichtes Haar, selbst wenn es schon grau ist. Man muss kein Mediziner sein, um zu ahnen, dass der Haarausfall mit meinem Konsum zusammenhängt. Aus diesen Gründen werde ich wohl künftig die Finger von dem Zeug lassen, denn auch ohne läuft es bei mir absolut bombastisch.

Abgesehen von den oben genannten Gründen ist mir in den letzten Jahren außerdem aufgefallen, dass der Umgang mit Stoff immer sorgloser geworden ist. Klar, es war schon mal schlimmer, vor allem wenn man an die Siebzigerjahre zurückdenkt. Aber danach, als alle Risiken auf dem Tisch lagen, waren es vor allem die erfahreneren und gut informierten Bodybuilder, die sich für den Stoff entschieden. Inzwischen werden die Konsumenten jedoch immer jünger. Und wenn ich mich mit ihnen im Gym oder auf Messen unterhalte, fällt mir auf, dass sie sehr oft schockierend uninformiert sind. Oft bleibt mir der Mund offen stehen, wenn sie mir erzählen, wie leichtfertig sie mit dem Stoff umgehen. Die ballern sich teilweise alles rein, was sie in die Finger kriegen können, weil sie von irgendwem gehört haben, dass man schnell wächst, wenn man sich Mittelchen X oder Y spritzt. Über mehr denken sie überhaupt nicht nach. Wenn ich dann frage, ob sie die Nebenwirkungen kennen oder ob derjenige weiß, welches Risiko er damit eingeht, dann kommt als Antwort meistens ein schüchternes Ja. Aber wenn ich nachhake und sage, er soll mir doch mal drei oder zwei oder wenigstens eine Nebenwirkung nennen, dann kommt meistens gar nichts. Die Jungs haben keine Ahnung. Die schänden ihren eigenen Körper, um sich mit anderen messen zu können, ohne je ernsthaft darüber nachgedacht zu haben, was sie sich womöglich damit antun. Das finde ich absolut erschreckend.

Ich selbst habe lange darüber nachgedacht, ob meine Kosten-Nutzen-Rechnung überhaupt noch aufgeht. Und ich bin zu dem Schluss gekommen, dass es sich einfach nicht mehr lohnt, meine Gesundheit für ein bisschen Muskelmasse mehr zu riskieren. Will ich mich wirklich kaputtmachen für die Bühne? Ich glaube nicht. Dabei habe ich meinen Konsum niemals bereut, ich stehe noch immer voll dazu. Aber wenn ich an mein »I love roids«-Shirt denke, dann muss ich sagen: Ich habe inzwischen eingesehen, dass ich nichts lieben kann, was mich irgendwann womöglich kaputtmacht.

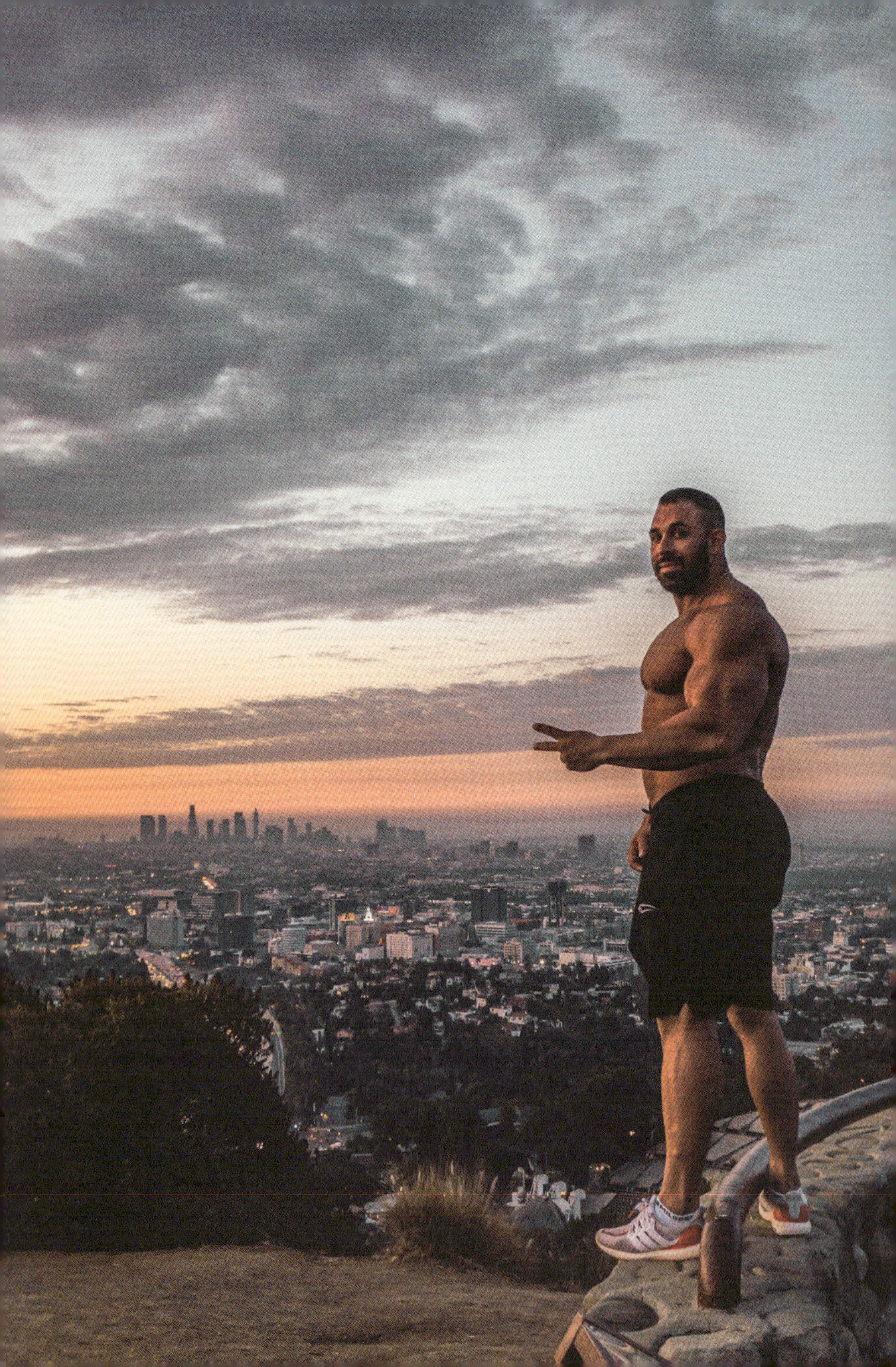

# KAPITEL 5

# PLÖTZLICH PROMINENT

## YouTube

Wenn man wie ich in nahezu jeder freien Minute in Fitnesscentern, Sportstudios und Gyms abhängt, dann lernt man ganz zwangsläufig Gleichgesinnte kennen. Leute, denen man immer wieder über den Weg läuft und mit denen man über kurz oder lang ins Gespräch kommt.

Das war mir auch früher schon passiert, aber aufgrund meiner, sagen wir mal, komplizierten bis hochaggressiven Persönlichkeit hatte niemand ernsthaftes Interesse daran, sich länger als eine Minute mit mir zu unterhalten. Ich hatte also still vor mich hin gepumpt und war froh gewesen, wenn mich niemand nervte oder vollquatschte. Jetzt, wo ich deutlich ausgeglichener war und mich dazu immer öfter unter Menschen wagte, kam es vor, dass ich mit verschiedensten Leuten im Gym ins Gespräch kam. Mit der Zeit bildeten sich so sehr gute Bekanntschaften, mit denen ich mich auch verabredete. Besonders oft traf ich mich mit Tobi, Vito und Jhaki zum Training. Wir pumpten nicht nur, sondern gaben uns gegenseitig Tipps und alberten natürlich eine Menge herum. Irgendwann stellten wir fest, dass wir beim Training ganz nebenbei das gesamte Gym unterhielten. Also kamen wir auf die Idee, dass wir unseren Blödsinn filmen und ins Internet stellen könnten. Dafür war YouTube schließlich da. Man filmt seinen Unsinn und hofft, dass ihn sich jemand ansieht.

Natürlich gab es schon mehr als genug Bodybuilder, die Tutorials, Trainings- und Ernährungstipps und anderes, sehr, sehr ernstes Zeug hochluden. Aber wir fanden, dass diese Jungs immer guckten, als wäre gerade jemand gestorben oder als ob das Schicksal des Universums von ihrem persönlichen Trainingserfolg abhinge. Wir wollten einfach zeigen, wie auch Kraftsportler ab und zu mal lachten, sich gegenseitig verarschten oder einfach nur völlig unnützes Zeug machten, solange sie es lustig fanden. Und schon war die Idee der Hardgainer Crew geboren. Unsere ersten Videos gingen 2016 online und waren aus dem Stand heraus extrem erfolgreich. Wir waren völlig verblüfft, denn wir hatten nicht damit gerechnet, dass es so viele Leute da draußen gab, die sich vier aufgepumpte Jungs ansehen wollten, die Quatsch machten und dabei vielleicht den einen oder anderen Tipp parat hatten. Denn dass Bodybuilding nicht unbedingt eine Trendsportart war, war uns völlig klar.

Aber die Leute standen drauf, selbst die, die mit Kraftsport privat gar nichts anfangen konnten. Wir erhielten gerade zu Beginn eine Menge Lob von Fans, die sich freuten, endlich jemanden zu sehen, der das Thema mit Selbstironie und ohne todernst zu sein behandelte. Und dass wir keine strikten Lehrvideos machten, sondern uns auch einfach mal nur beim Laser-Tag-Zocken filmten, fanden unsere Fans total geil. Und noch bevor wir wirklich kapiert hatten, was da online passierte, waren die Hardgainer der beliebteste YouTube-Kanal der Szene, was neben Prominenz auch tatsächlich ein bisschen Geld durch Werbeeinnahmen brachte. Wir fühlten uns alle für einige Monate wie Popstars.

Besonders für mich war diese Umstellung völlig krass. Noch vor ein paar Monaten hatte ich meine Wohnung kaum verlassen, außer, wenn ich abends in aller Ruhe trainieren wollte, und war das absolute Gegenteil von einem Promi gewesen. Jetzt quoll mein Postfach über mit Lob, Kritik und Anfragen, ob wir nicht Lust hätten, mit XY zusammen zu trainieren, auf die Messe nach irgendwo zu kommen oder ich nicht mal Stefan, Michi, Günni und wie sie alle hießen grüßen könnte, weil sie echte Hardcore-Fans der Hardgainer wären.

Die Beträge, die durch YouTube reinkamen, waren nicht besonders üppig, und wenn man sie durch vier teilte, dann blieb nicht mehr als Kleingeld übrig. Trotzdem war uns allen klar, dass man aus dieser YouTube-Geschichte tatsächlich so etwas wie einen Beruf machen konnte. Unsere Vorstellungen darüber, in welche Richtung die Clips zukünftig gehen sollten, liefen aber bald deutlich auseinander. Als wir mit den Hardgainern anfingen, bestanden die Clips aus einer coolen Mischung aus Sport und Entertainment. Mir persönlich gefiel das ziemlich gut, da die Gags und Faxen, die wir machten, nie geplant waren und sich einfach ergaben. Das machte die ganze Geschichte überhaupt erst authentisch. Wollten wir jetzt aber ganz gezielt und vor allem regelmäßig Content produzieren, dann mussten wir zwangsläufig eine Art Dramaturgie anlegen und beinahe schon so etwas wie kleine Drehbücher schreiben: Was machen wir heute? Wer sagt was? Was könnte man da Witziges einbauen?

Ich fand das extrem anstrengend, denn ich war immer der Typ, der einfach sagte, was ihm gerade durch den Kopf ging. Wenn das lustig war, gut, wenn nicht, dann eben nicht. Auf Kommando witzig zu sein oder vorbereitete Gags rauszuhauen, war überhaupt nicht meine Sache. Auch die anderen Jungs fühlten sich immer unwohler damit und wir überlegten, was man ändern könnte. Einige waren der Meinung, dass wir uns grundsätzlich mehr auf die Gags und das Entertainment konzentrieren und deswegen auch mit YouTubern zusammenarbeiten sollten, die nichts mit Fitness oder Kraftsport zu tun hatten. Sie versprachen sich davon Bekanntheit auch über die Bodybuilder-Szene hinaus, was womöglich mehr Fans und mehr Einnahmen bedeutet hätte. Ich fand die Idee nicht total daneben, war aber doch eher der Ansicht, wir sollten uns auf den sportlichen Teil konzentrieren, damit der Klamauk nicht völlig ausartete. Wirklich zusammengekriegt haben wir unsere verschiedenen Ansichten nicht. Deswegen beerdigten wir das Projekt Hardgainer Crew relativ schnell wieder, nachdem erst Jhaki und dann Tobi ausstiegen und später ich selbst. Aber ich kann glücklicherweise sagen, dass wir mit unseren Meinungsverschiedenheiten sehr erwachsen umgingen. Der Trupp trennte sich zwar beruflich, nicht aber privat.

## So wirst du zum Beast!

### *Tipp 5: Ignoriere den dreckigen Saboteur in dir!*

Ob in der Schule, der Uni, im Job oder beim Sport: Sobald du dir etwas vorgenommen hast, gibt es jemanden, der dir sagt, das sei nicht zu schaffen, dein Ziel sei unrealistisch, in der von dir angedachten Zeit nicht zu erreichen oder grundsätzlich nicht der Mühe wert. Dieser Dreckskerl mault immer nur rum und redet alles schlecht, ohne selbst jemals was auf die Kette bekommen zu haben. Und das Schlimmste ist: Dieser Kerl steckt in deinem Kopf! Man kennt ihn unter vielen Namen, aber am bekanntesten ist er wohl als der »innere Schweinehund«. Meiner Meinung nach ist das ein viel zu niedlicher Name für dieses Vieh. Wer einen dermaßen dreckigen Saboteur als »inneren Schweinehund« bezeichnet, der nennt Rauchen auch eine »schlechte Angewohnheit« oder Folter eine »intensive Befragung«. Man muss die Dinge beim Namen nennen und dieser kleine Typ in dir ist nichts weiter als eine faule Sau, die zurück auf die Couch will, um sich über eine Tüte Chips herzumachen und dabei Serien zu glotzen. Ganz gleich, welches Ziel du ins Auge fasst, er wird dir erzählen, dass du gerade zu beschäftigt oder zu müde bist und dir generell alles zu viel wird. Auf so jemanden darfst du auf gar keinen Fall hören!

Deswegen musst du diesen Typ nicht nur ignorieren, sondern immer etwas mehr tun, als er dir erlaubt. Du allein bestimmst, was dir möglich ist und was nicht. Wenn dir also diese innere Stimme damit in den Ohren liegt, dass du nicht mehr als 20 Minuten auf dem Laufband schaffst, dann laufe 30 Minuten. Zeige ihr, dass sie eine elende Lügnerin ist! Du wirst sehen, mit der Zeit wird dein innerer Saboteur immer stiller.

# Kevin Wolter

Die ganze Nummer mit YouTube hatte zwar als Jux begonnen, aber ich merkte schnell, dass mir der Kram tierischen Spaß machte. Mir gefiel das Feedback, das ich von den Followern bekam, und das fehlte mir nach dem Wegfall der Hardgainer. Deswegen war mir relativ schnell klar, dass ich meinen eigenen Kanal starten würde. Das war und ist ja das Schöne an YouTube: Jeder kann machen, was er will, wann er es will. Und so öffnete der offizielle Kevin-Wolter-YouTube-Channel im März 2018 seine Pforten.

Viele Leute, die bereits bei den Hardgainern zugesehen hatten, abonnierten jetzt auch meinen Kanal. Das freute mich, setzte mich aber auch ein bisschen unter Druck. Ich konnte mich jetzt nicht mehr hinter den anderen Jungs verstecken, wenn ich selbst mal nichts zu sagen hatte, sondern musste liefern. Denn so schnell Follower kommen, so schnell gehen sie auch wieder. Ich beschloss, die ganze Sache entspannt angehen zu lassen und trotzdem bei aller Lockerheit das Bild eines halbwegs professionellen Bodybuilders abzugeben. Das klappte auch ganz gut.

Mein erstes Video war ein gemeinsames Training mit dem Deutschen Meister im Natural Bodybuilding 2016 Aldin Alijagic. Es sollte gleich zeigen, worauf man sich bei meinem Kanal einließ: knackiges Training mit einer Prise Humor. Wir ließen die Zuschauer uns bei den Übungen zusehen, wir erklärten, was wir gerade taten, oder alberten einfach nur herum. So kam gleich das erste Video überragend an. Und tatsächlich blieben die Leute mir danach nicht nur treu, ich bekam auch immer neue Fans dazu.

Der Nachteil eines eigenen YouTube-Channels ist, dass man auch alle Nachrichten und Anfragen selbst beantworten muss. Früher habe ich das einfach den Leuten überlassen, die schneller tippen oder sich meiner Meinung nach besser ausdrücken konnten. Ab jetzt blieb das alles

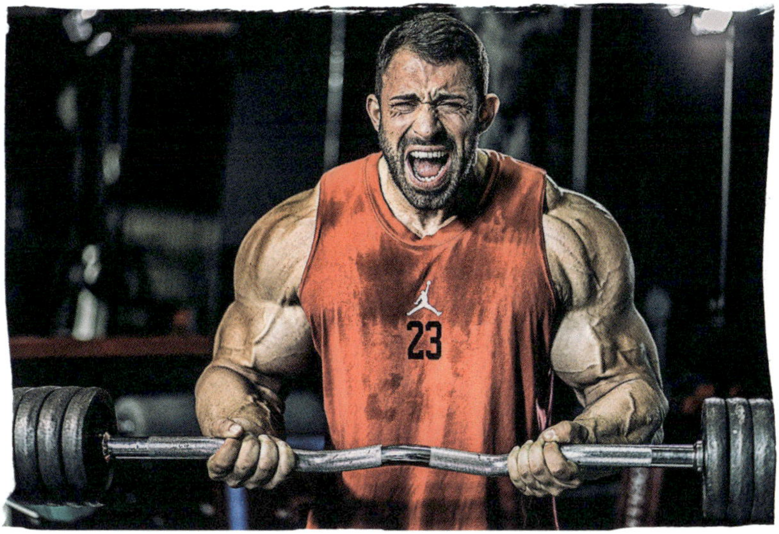


*Voller Einsatz beim Training im Powerhouse Berlin*

an mir kleben. Glücklicherweise hatte ich mit Konrad Wolff, der bereits den Hardgainer-Kanal betreut hatte, jemanden, der mir bei allem mehr als nur hilfreich zur Seite stand. Ich schlug mich so tapfer es ging, auch wenn ich natürlich nicht jede Nachricht und jeden Kommentar beantworten konnte und manchmal auch wollte. Der Kontakt mit meinen Supportern war mir aber wichtig und ein wesentlicher Grund dafür gewesen, mir überhaupt einen eigenen Channel zuzulegen. Es gab selbstverständlich den finanziellen Aspekt, denn auch bei meinem eigenen Kanal kam durch Werbung ein bisschen was rum. Aber dabei von einem hohen oder überhaupt regelmäßigen Einkommen zu sprechen, wäre übertrieben. Mir ging es um das Große und Ganze.

Aufgrund meiner PTBS in Kombination mit der ADHS hangelte ich mich von einer Arbeitsunfähigkeitsbescheinigung zur nächsten. Ich hatte beste Aussichten darauf, mich bald endgültig und mit Segen des Jobcenters und der Versicherung vom Arbeitsmarkt zu verabschieden.

Ich war »kaputt« und niemand konnte und wollte so jemanden einstellen. Wobei ich selbst auch keine Ahnung hatte, was in beruflicher Hinsicht aus mir hätte werden sollen. Einzelhandelskaufmann? Automechaniker? Lagerist?

Trotz meiner Gesprächs- und Cannabistherapie war ich für alles, was einem geregelten Tagesablauf auch nur ähnlich sah, immer noch völlig

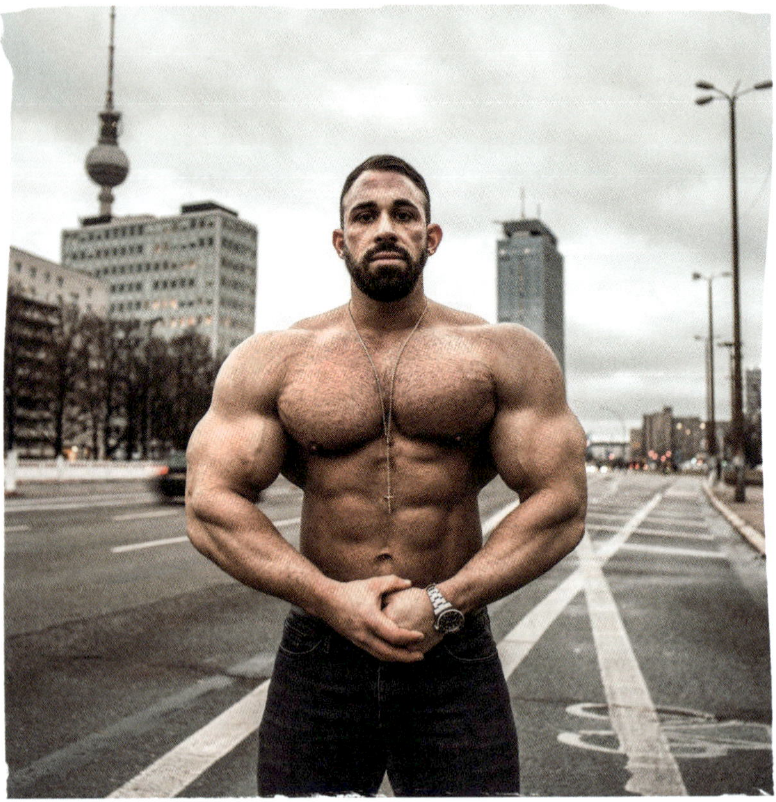

*Posing just for fun in Berlin*

ungeeignet. Ich stand auf, wenn ich ausgeschlafen hatte, und ging ins Bett, wenn ich müde war. Dazwischen trainierte ich. Nach Meinung meiner Therapeutinnen war das alles gut, richtig und gesund. Aber als Arbeitgeber hätte ich mich auch nicht unbedingt eingestellt.

Mit YouTube, so blöd und übertrieben das vielleicht klingt, änderte sich sehr vieles. Vor allem meine Einstellung zum Leben und zu anderen Menschen. Diese kleinen Clips, die ich produzierte, gaben meinem Alltag zum ersten Mal seit langer Zeit wieder einen Sinn. Für jemanden, der eine geregelte Routine hat und schon immer hatte, ist das alles selbstverständlich. Aber mich kostete es zu dieser Zeit echte Überwindung, das Haus zu verlassen, wenn ich keine Lust dazu hatte. Manchmal hatte ich noch nicht einmal Bock, mich morgens zu rasieren, musste mich aber dazu zwingen, wenn ich nicht wie ein Penner aussehen wollte. Alles Kleinigkeiten, die für mich oft eine echte Herausforderung waren. Gut war nur, dass es mein eigener Channel war, und wenn ich keine gute Laune hatte, brauchte ich auch keine Witze zu reißen und so tun, als wäre bei mir alles tutti paletti.

Und auch das verziehen mir meine Abonnenten nicht nur, sie mochten es sogar. Jedes Mal, wenn ich dachte, dass der eine oder andere Kommentar, den ich in den Videos abgab, vielleicht eine Spur zu mürrisch gewesen war, bekam ich prompt Nachrichten: Jemand lobte meine Authentizität oder freute sich darüber, dass endlich mal einer zeigte, wie ätzend, nervig und überhaupt total zum Kotzen Training sein konnte. Was meinen Channel so beliebt machte, war eben genau das: Ich verstellte mich nicht. Ich wollte es nicht, hätte es aber auch überhaupt nicht gekonnt.

# Musculus pectoralis major

Gute drei Monate lang lief für mich alles ganz wunderbar. Ich produzierte Videos, verdiente ein bisschen Geld, machte ein wenig Werbung für Klamotten oder Supplements, bekam dafür auch wieder ein wenig Geld und führte überhaupt beinahe so etwas wie ein normales Leben. Ich hatte immer noch meine schwarzen Tage, an denen ich meine Wohnung am liebsten überhaupt nicht verlassen hätte. Aber ich schaffte es trotzdem immer (na ja, meistens), mich aufzuraffen und eben doch ins Gym, zum Videodreh oder zu einer Veranstaltung zu gehen. Ganz nebenbei verdiente ich Geld und konnte mir zum ersten Mal seit Jahren wieder mehr leisten als das, was man einem Hartz-IV-Empfänger zugestand. Ich würde nicht sagen, dass ich in diesen Wochen glücklich war, aber wenn man die Zeit beim Bund ausklammerte, war ich wirklich näher dran als je zuvor. Dann kam im Juni 2018 ein erneuter Rückschlag.

Wie üblich trainierte ich im Gym und hatte mich gerade ans Bankdrücken gemacht. Ich hatte 220 Kilo aufgelegt und war im zweiten Satz, als ich mitten in der Wiederholung einen unglaublichen Ruck in meiner Brust spürte. Noch bevor ich überhaupt realisiert hatte, was gerade passiert war, knickten meine Arme unter dem Gewicht zusammen und ließen die Hantel auf meine Brust krachen.

Im ersten Moment dachte ich, dass es das jetzt war. Durch meine Brust und meinen linken Arm peitschte wie ein Blitz ein wahnsinniger Schmerz. Gleichzeitig bekam ich keine Luft mehr, weil mich die Hantelstange mit Kraft abwärts drückte. Ich schnappte wie ein Goldfisch, den man gerade aus seinem Glas gekickt hatte. Jemand befreite mich von der Hantel, ich rollte mich von der Bank und ging daneben in die Knie. Als ich mir an die Brust fasste, realisierte ich, was passiert war: Mir war ein Muskel abgerissen. Um mich herum begann sich alles zu drehen, nicht allein wegen der Schmerzen. Ich war lange genug dabei, um zu wissen, was ein abgerissener Brustmuskel im Bodybuilding bedeutete: das Ende der Karriere. Und ich war mir sicher, dass es bei mir ganz genau so kommen würde.

Im Krankenhaus, wo man mich versorgte, bestätigte sich meine Vermutung nicht nur, es war sogar noch schlimmer, als ich gedacht hatte. Mein linker Brustmuskel war vollständig gerissen, aber es hatte auch den Bizeps erwischt, der deutlich angerissen war. Dazu kamen Rippenprellungen dank der 220-Kilo-Guillotine, die auf mich heruntergekracht war. Kurz: Ich war körperlich völlig am Arsch. An Training oder Ähnliches brauchte ich die nächsten Monate nicht einmal zu denken. Dazu stand nun eine große Operation an, während der man meinen Brustmuskel wieder dahin packen wollte, wo er hingehörte.

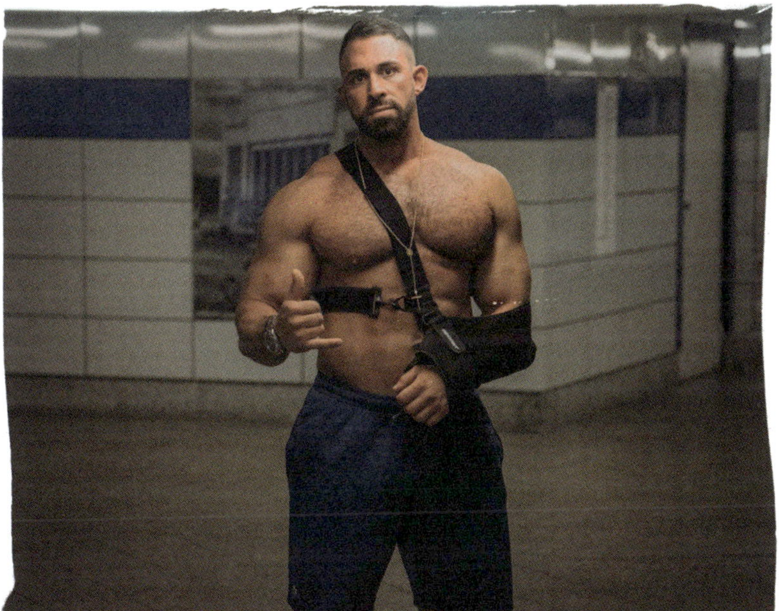

*Kurz nach meinem Brustmuskelabriss 2018*

Zu sagen, dass ich in ein schwarzes, bodenloses Loch gefallen wäre, wäre völlig untertrieben. Ich verzweifelte an mir und dem Leben. Nicht einmal ein halbes Jahr hatte die Zeit angedauert, in der ich endlich so etwas wie Stolz und Zufriedenheit gefühlt hatte. Mit einem kräftigen Ruck war das alles vorbei. Ganz offensichtlich wollte das Schicksal einfach nicht, dass es mir gut ging, und so nahm es mir das Einzige weg, was mich die ganzen Jahre über Wasser gehalten hatte: den Sport. Nach allem, was ich in meinem bisherigen Leben gesehen und vor allem getan hatte, konnte ich es dem Schicksal nicht einmal übel nehmen. Und trotzdem fühlte ich mich leer und war völlig verzweifelt.

Konrad Wolff, der meinen Channel betreute und mich unterstützte, versuchte direkt, das Positive an der Situation zu sehen. »Zieh jetzt nicht den Schwanz ein, die Leute sollen das ruhig sehen!«, sagte er.

Erst dachte ich, dass Konrad mich verarschen wollte. Für Fans der Hardgainer und vor allem für meine eigenen war ich Kevin Wolter, der harte Kerl. Groß und stark. Einen zusammengeklappten Typen, der vermutlich den Rest seines Lebens nichts mehr anheben würde, das schwerer als ein Sack Kartoffeln war, wollte doch niemand sehen. Aber ich fand, an dieser Sache mit dem Schwanzeinziehen war etwas dran. In meinen Videos predigte ich ständig, dass es einfach wäre, etwas zu beginnen, aber die eigentliche Herausforderung darin bestand, am Ball zu bleiben und nicht aufzugeben. Also wieso sollte ich jetzt einfach alles hinschmeißen? Warum sollte ich mich nur zeigen, wenn alles gut lief?

Einer der Hauptgründe, warum ich meinen eigenen Kanal aufgemacht hatte, war, dass ich wollte, dass mich die Leute besser kennenlernten. Von Anfang an erzählte ich immer wieder auch private Geschichten aus meinem Leben und das Feedback darauf war ausgesprochen positiv. Höhepunkt war das Video zur Kevin-Wolter-Story gewesen, das ich etwa ein Jahr zuvor ins Netz gestellt hatte. Darin erzählte ich von meinem bisherigen Leben und davon, wohin mich mein Weg gebracht hatte. Das Video bekam relativ schnell Millionen Aufrufe und die Reaktionen darauf waren überwiegend zustimmend. Ich erhielt unendlich viele Nachrichten, in denen man mir sagte, wie sympathisch ich mich zeigte. Andere baten mich sogar um Hilfe, weil sie glaubten, in einer ähnlichen Situation zu sein wie ich, ohne die Möglichkeit zu sehen, wie sie dort wieder herauskommen sollten. Niemand schrieb mir, dass ich die Klappe halten und mich auf den Sport konzentrieren sollte. Dennoch war dieses Video etwas anderes: Es handelte von meiner Vergangenheit, die mich und mein Bild von mir zu der Zeit, als ich es postete, nicht wirklich beeinflusste. Denn was immer auch geschehen sein mochte, an diesem Tag war ich der starke Kevin.

Jetzt sah die Situation anders aus, denn ich hätte ganz akut eine absolut schwache Seite von mir zeigen müssen. Aber wenn ich tatsächlich wollte, dass meine Zuschauer mein richtiges, echtes Leben sahen, dann wäre es ausgesprochen verlogen, eine monatelange Verletzungspause, von der ich mich womöglich nie wieder vollständig erholen würde, einfach zu verschweigen und auszuklammern. Also sagte ich mir: Jetzt erst recht!

Ich ließ mich im Krankenhaus filmen und sogar bei der Operation. Anschließend begleitete mich die Kamera bei den ersten Schritten zurück in mein altes Leben. Sport sollte natürlich auch weiterhin im Mittelpunkt meiner Clips stehen. Deswegen zeigte ich, wie ich nach der Operation meine ersten Kardio-Trainingseinheiten absolvierte und mit dem rechten, gesunden Arm weitertrainierte, was mir extrem schwerfiel. Dazu gab ich Einblicke in mein alltägliches Leben und ließ mich bei so banalen Dingen wie dem Einkaufen begleiten. Denn gerade solche Sachen waren ohne meine linke Körperhälfte extrem frustrierend und anstrengend. Doch mit den Wochen fiel mir alles immer leichter, vor allem auch, über das zu reden, was in mir vorging.

Durch diesen Unfall verstand ich, dass das Bild, das ich selbst von mir hatte und das ich an meine Zuschauer vermitteln wollte, völlig unrealistisch war. Weder war ich unverwundbar noch pausenlos voller Power. Im Gegenteil: Ich hatte mit Rückschlägen zu kämpfen und ich hatte meine Schwächen und Macken. Lustigerweise fiel mir das erst auf, als ich aufgrund meiner Verletzung überhaupt keine Möglichkeit mehr hatte, es zu vertuschen.

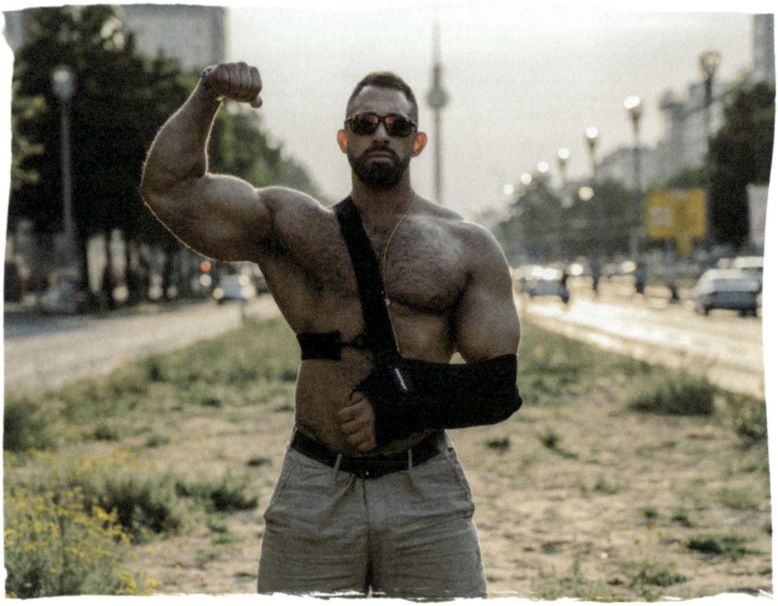

*Nicht aufgeben! Beim Spazierengehen im Sommer 2018*

## So wirst du zum Beast!

### *Tipp 6: Denke nie, du hättest schon etwas erreicht!*

Dieser Tipp ist wahrscheinlich am schwierigsten zu befolgen.

Nichts ist schlimmer als das träge, selbstzufriedene Grinsen von jemandem, der glaubt, alles im Leben erreicht zu haben. Es gibt den bekannten Spruch: »Wer glaubt, etwas zu sein, hat aufgehört, etwas zu werden.« Er stammt vom Dalai Lama, von Konfuzius oder von wem auch immer. Das ist auch völlig egal. Wichtig ist: An dem Satz ist alles wahr. Genau wie an einem anderen Satz. »Erfolg ist wie eine schöne Frau. Dass du sie hast, heißt nicht, dass sie bei dir bleibt.« Ebenfalls super und ich habe auch hier keinen Plan, wer das gesagt hat.

Vielleicht wird dir jetzt klar, worum es hier geht. Es gibt immer noch mehr zu erreichen und jedes deiner Ziele ist nur eine Etappe auf einem noch viel weiteren Weg. Dabei geht es nicht nur darum, noch erfolgreicher, noch härter, noch reicher oder noch stärker zu werden. Es geht auch darum, das einmal Erreichte zu bewahren und zu verteidigen. Wenn man konsequent an sich arbeitet, geistig wie körperlich, dann wird man irgendwann zum größten Fisch im Teich. Das ist okay, kann es aber ja wohl kaum gewesen sein. Erst wer versucht, ein Löwe zu sein, sich mit Löwen misst und dabei besteht, der hat erkannt, worauf es wirklich ankommt: erfolgreich zu sein und unter dem Druck von Konkurrenz erfolgreich zu bleiben.

# Beschädigt

Wenn ich das, was ich euch von mir berichtet habe, lese, klingt vieles für mich, als wäre es bereits Ewigkeiten her. Dabei liegt das meiste erst wenige Jahre hinter mir. Ich muss mir das oft klarmachen, wenn ich wieder einmal in Situationen gerate, in denen mein Körper oder meine Psyche nicht so reagieren, wie ich es gern hätte. Und in solche Situationen gerate ich häufig.

Ich habe ja schon erwähnt, dass ich während meiner schlimmsten Zeiten meine Wohnung nicht verlassen konnte. Grundsätzlich habe ich das Problem überwunden, aber es kommt auch heute noch vor, dass ich mich am liebsten zu Hause einschließen würde, nur damit ich meine Ruhe habe. Das liegt dann nicht daran, dass ich keinen Bock auf die Menschen um mich herum habe, oder daran, dass ich einfach faul bin und lieber auf der Couch liege. In meinem Kopf gehen in diesen Situationen die seltsamsten Sachen vor sich und mich machen Geräusche, Licht und lachende Gesichter völlig fertig oder aggressiv. Es fällt mir dann sehr schwer, das zu ertragen, was andere Menschen als normales Leben bezeichnen würden. Spannend ist das zum Beispiel, wenn eine Veranstaltung wie die Fitness- und Bodybuildingmesse FIBO ansteht. Alles in mir schreit dann, dass ich auf keinen Fall dorthin will, in die Hitze, die Menschenmassen, den Lärm. Aber wegen meinen Verpflichtungen durch Werbeverträge und mit anderen Geschäftspartnern kann ich nicht einfach jemandem eine E-Mail schreiben, in der steht: »Mir geht's nicht gut, ich komm nicht.«

Inzwischen habe ich gelernt, mit meinen Problemen und Defiziten umzugehen. Und zwar so, dass niemand, der mich flüchtig oder nur aus dem Internet kennt, irgendetwas davon mitbekommt. Man kann also sagen, ich führe mittlerweile ein halbwegs normales Leben. Trotzdem ist es nicht so, dass ich komplett rundlaufe.

Gerade emotional machen mir noch immer einige Sachen zu schaffen und ich gehe davon aus, dass diese Dinge wohl nie vollständig »repariert« werden können. Das betrifft besonders Menschen, die es tatsächlich ernst und gut mit mir meinen. Zwischenmenschliche Beziehungen bereiten mir bis heute große Probleme, weil ich den Eindruck habe, nicht richtig fühlen zu können. Natürlich habe ich mit meinen Therapeutinnen darüber gesprochen. Aber ich glaube, dass grundsätzlich etwas mit mir nicht stimmt. Oder besser gesagt: In mir ist irgendwann mal etwas kaputtgegangen.

Ob es nun Freundschaften oder Liebesbeziehungen sind: Ich bin nicht in der Lage, so viel Vertrauen zu jemandem aufzubauen, dass es wirklich funktioniert. Jetzt kann man sagen, dass jeder Mensch ein gewisses Maß an Skepsis in sich trägt. Aber bei mir sprengt die Skepsis jeden Rahmen. Je mehr jemand versucht, mein Vertrauen zu gewinnen, desto stärker wird meine innere Abwehr.

Was Frauen betrifft, ist es besonders schwierig. Mich haben – wie wahrscheinlich eine Menge Leute – Frauen sehr oft im Leben enttäuscht. Meine erste Beziehung endete jedoch wirklich, wirklich dreckig. Ich habe über ein Jahr darunter gelitten und der Glaube an die wahre Liebe war danach zerstört. Daher konnte ich mir nicht vorstellen, wieder eine wirklich ernsthafte Beziehung mit einer Frau zu führen. Das war keine Trotzreaktion, mir war vom Verstand her völlig klar, dass es eine ganze Menge toller, lieber und vertrauenswürdiger Mädels da draußen gibt. Nur würde ich mich emotional wahrscheinlich nie wieder auf eine von ihnen einlassen können. Das dachte ich zumindest damals.

Auf der anderen Seite wäre es auch für die betroffene Frau nicht ganz leicht, mit mir zurechtzukommen. In einer normalen, gut funktionierenden Beziehung tauscht man sich aus und erzählt dem anderen von seinen Problemen oder zumindest von dem, was einen den Tag über beschäftigt hat. Das kann ich nicht. Ich mache alles mit mir selbst aus und bin überhaupt ein ziemlicher Eigenbrötler. Auch wenn Frauen gerne sagen, dass sie mit stillen, verschlossenen Typen gut zurechtkommen, wird am Ende eigentlich immer ein großes Problem daraus.

Was Freunde betrifft, ist es ähnlich, wenn auch nicht ganz so dramatisch. Jungs sind eben Jungs. Man kann jemanden 20 Jahre lang als einen guten Kumpel bezeichnen, ohne dass der sich daran stört und endlich einmal Freund genannt werden möchte. Trotzdem ist es auch mit Männern schwierig, wenn man nur sehr schwer Freundschaften eingehen kann. Inzwischen gibt es eine Handvoll Menschen, die ich tatsächlich als Freunde bezeichnen würde, ohne mir wie ein Lügner vorzukommen. Aber das sind auch Leute, die mich schon sehr lange begleiten und mir nie einen Grund gegeben haben, an ihrer Loyalität

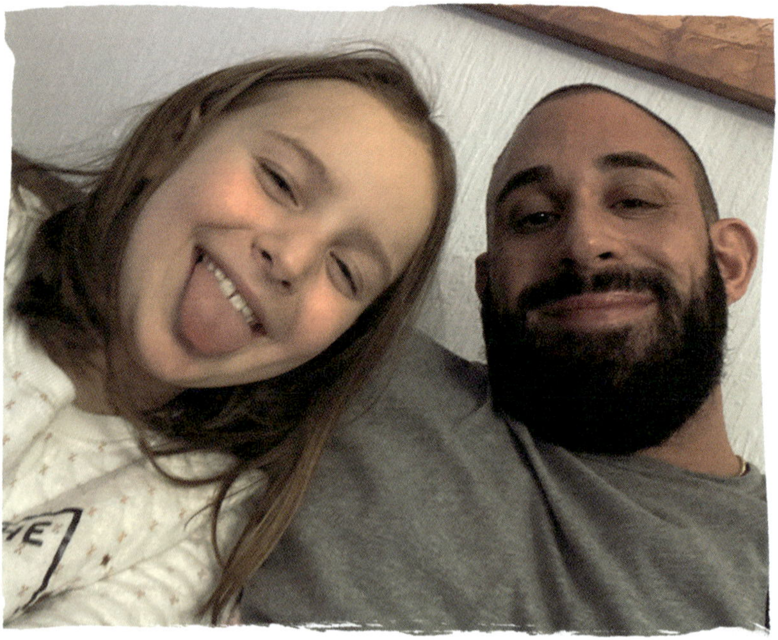

*Beim Schäkern mit meiner Tochter Betty Rose*

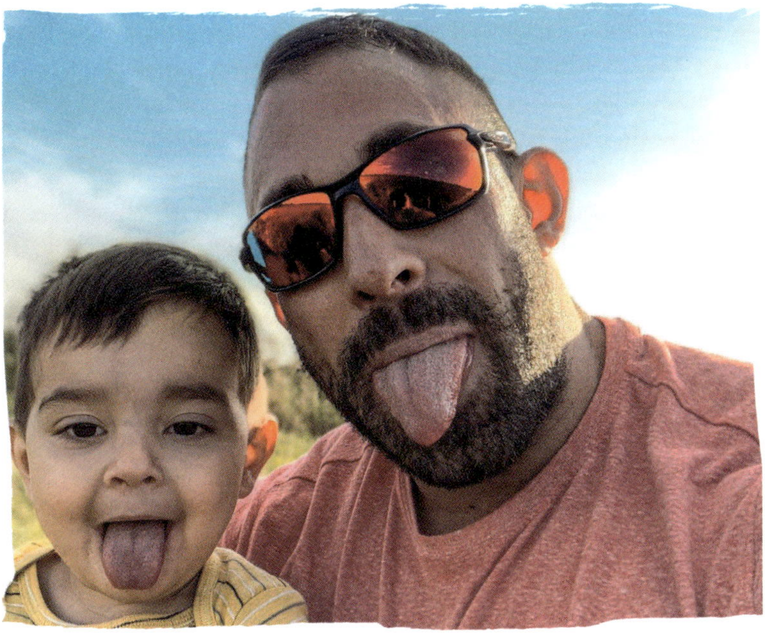

*Auch mein Sohn Noah Adonis Ralf Wolfgang lässt mich alle Probleme vergessen.*

und Freundschaft zu zweifeln. Sollte das einmal passieren, werde ich innerlich am Boden zerstört sein. Das weiß ich bereits jetzt.

Das Interessante an der ganzen Geschichte ist, dass ich kein durchgeknallter Psycho bin, der nicht in der Lage ist, Liebe zu empfinden. Das kann ich absolut. Da sind zunächst natürlich mein Sohn und meine Tochter, die ich wirklich und aufrichtig über alles liebe. Ich kann die schlechteste Laune des Universums oder mir wieder selbst Probleme mit meinen Macken gemacht haben: Sobald sie mich anlächeln, ist das alles vergessen. Viel schneller, als ich es bemerkt habe, drehte sich mein ganzes Leben nur um die beiden. Heute kann ich ehrlich sagen, dass ich ein wirklich stolzer Papa bin, der alles für seine Kinder tun würde.

Weiter gilt meine Liebe meinen beiden American Bullys Püppi und Coco. Okay, der Übergang von meinen Kindern ist jetzt vielleicht ein bisschen hart, aber was will man machen, es ist, wie es ist. Ich liebe meine Hunde. Und ich bilde mir ein, dass diese Liebe erwidert wird. Hunde sind einfach die besseren Menschen – an der Redensart ist auf jeden Fall etwas dran. Hunde interessiert es nicht, wie du aussiehst, wie viel Geld du hast oder wie es dir gerade geht. Sie lieben dich bedingungslos zurück, solange du ihnen die Zuneigung und die Aufmerksamkeit widmest, die sie verdienen. Jede Art von Verrat oder Betrug ist Hunden völlig fremd. So wie du sie behandelst, so werden sie dich behandeln. Und das ist zumindest für mich immer wieder eine schöne Erfahrung.

Wie ihr euch denken könnt, sind meine Probleme mit Vertrauen und Freundschaft durch meine wachsende Popularität nicht unbedingt besser geworden. Als ich noch in meiner Bude hockte und Hartz IV kassierte, geriet ich vielleicht einmal im Jahr in die Situation, jemanden kennenzulernen, bei dem ich das Gefühl hatte, er wäre an einer Freundschaft mit mir interessiert. Das waren normalerweise Leute, denen ich beim Training immer wieder begegnet und mit denen ich dann auch mal ins Gespräch gekommen war. Bei der Quote hatte ich natürlich genug Zeit, jeden Kandidaten auf Herz und Nieren zu prüfen. Nur, um es am Ende doch zu lassen, weil Freundschaften Arbeit bedeuteten, die ich einfach nie investieren wollte und konnte.

Als meine ersten Clips bei YouTube online gingen, änderte sich die Situation komplett. Von allen Seiten prasselten plötzlich Nachrichten auf mich ein. Von Jungs, die mein Kumpel oder Freund sein wollten, und natürlich auch von Frauen, die oft auch gerne mehr geworden wären. Gegen Kumpels habe ich natürlich nichts und ein Mönch bin ich auch nicht. Aber wenn man in der Öffentlichkeit steht, ist es für einen Normalmenschen unendlich schwer zu beurteilen, wer es ernst mit einem meint, und wer einfach nur Fame, Geld oder sonst was für sich herausholen will.

Es fällt mir schwer, so etwas zu unterscheiden. Deswegen habe ich leider Gottes auch hie und da mal Menschen mit meiner ruppig-ablehnenden Art vor den Kopf gestoßen, die vielleicht gar nichts Böses im Sinn hatten. Sorry. Ich arbeite wirklich an mir, aber manchmal wird es einem auch nicht leicht gemacht. Freunde, von denen ich seit Jahren nichts mehr gehört hatte, standen plötzlich wieder auf der Matte und taten so, als hätten wir uns nie aus den Augen verloren. Und auch geschäftlich gab es immer wieder Leute, die mir so lange Honig ums Maul schmierten, bis ich dachte, man könnte sich auf sie verlassen. Und am Ende saß ich doch wieder pleite und ausgenutzt auf der Couch. Wenn einem solche Sachen immer wieder passieren und man immer wieder auf die Schnauze fällt, dann wittert man irgendwann überall Verrat und denkt sich: »Fickt euch alle!«

Man wird zu etwas, das man gar nicht sein will, zumindest war es bei mir so. Ich habe eine regelrechte Mauer um mich herum gebaut. In

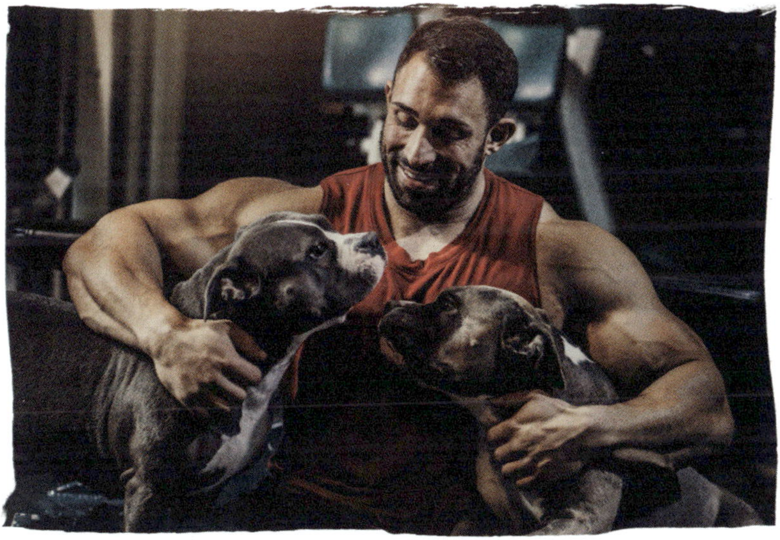

*Ein Leben ohne meine beiden Bullys kann ich mir nicht mehr vorstellen.*

meinem Leben hatte ich immer wieder Phasen, in denen ich dachte, ich hätte mit anderen Menschen endgültig abgeschlossen, und wollte nichts mehr mit ihnen zu tun haben. Ob Männlein oder Weiblein, spielte gar keine Rolle. Für mich waren sie alle Verräter, die nur darauf warteten, mir in den Rücken zu fallen. Zum Glück sind diese Phasen inzwischen deutlich seltener geworden. Heute bin ich so weit, dass ich mich auch emotional etwas öffnen und Privates erzählen kann, solange ich sicher bin, dass nichts von dem, was ich sage, gegen mich verwendet werden kann.

Trotzdem hakt es noch bei Dingen wie Vertrauen. Es gibt in meinem Leben niemanden, dem ich mein gesamtes Geld zur Verwaltung geben würde. Das könnte ich gar nicht, selbst wenn ein Teil von mir es vielleicht wollte. Denn bisher bin ich jedes Mal, wenn ich jemandem vertraut habe, auf die Schnauze gefallen.

## Wettkämpfe

Wettkämpfe sind geil, das kann man genau so sagen. Für meinen allerersten Wettkampf im Jahr 2010, damals noch bei den Junioren, trainierte ich eine ganze Zeit lang. Ich holte mir in Vorbereitung auf das Event gegen meine Gewohnheit sogar Unterstützung bei einem befreundeten Bodybuilder, der über sehr viele Jahre Erfahrung verfügte. Gemeinsam mit ihm arbeitete ich hart auf den Wettkampf hin. Wie ihr wisst, gewann ich damals direkt. Und von diesem Tag an hatte ich Blut geleckt.

Wenn man eine Halle betritt, in der ein Contest stattfindet, dann merkt man direkt nach wenigen Sekunden, wo man sich befindet. Bronzefarbene Frauen und Männer, soweit das Auge reicht. Außerdem liegt ein ziemlich derber Geruch von Selbstbräuner in der Luft. Und nicht nur das, das Zeug färbt natürlich ab, sodass man braune Flecken auf den

Toiletten, an den Wänden, auf Handtüchern und überhaupt auf und an praktisch allem findet, mit dem die Sportler in Kontakt kommen. Abgesehen davon liegt eine wirklich beeindruckende Wettkampfatmosphäre über der gesamten Halle. Als ich das zum ersten Mal erlebte, war ich direkt völlig beeindruckt. Ich wollte zukünftig nichts anderes mehr machen, als zu trainieren und mich möglichst oft mit anderen zu messen. Denn ich hatte gemerkt, dass ich die Bühne wirklich liebte.

Ich trainierte weiter und stellte schnell fest, dass Wettkampftraining vor allem eines bedeutete: eiserne Disziplin. Man trainiert grundsätzlich sehr viel, sodass auch ohne Contest im Blick sehr wenig Zeit für andere Dinge bleibt. Aber drei Monate vor dem Wettkampf beginnt die allerhärteste Zeit. Man kennt keine Familie, keine Freunde und keine anderen sozialen Kontakte mehr, sondern lebt ausschließlich für den Sport. Praktisch das gesamte Leben findet nur noch im Gym statt.

Dazu kommt selbstverständlich auch, dass man sich extrem mit der eigenen Ernährung befasst, noch mehr als ohnehin schon. Denn dann kommt es nicht länger nur darauf an, den eigenen Körperfettanteil so weit wie möglich zu reduzieren. Wichtig ist ab sofort auch, durch seine Ernährung genau die optischen Effekte zu erzielen, die man den Wettkampfrichtern präsentieren will.

Ein wesentlicher Bestandteil des Wettkampf-Bodybuildings ist das Entwässern. Denn nur, wenn sich das Wasser aus der Haut in die Muskeln verabschiedet, sehen die Muskeln auch genau so aus, wie sie sind und aussehen sollen: stahlhart trainiert. Dabei ist richtiges Entwässern eine Wissenschaft für sich. Zunächst einmal beginnt eine Phase der Aufwässerung. Das bedeutet, man führt seinem Körper so viel Wasser wie nur eben möglich zu. Ich habe zu diesen Zeiten bis zu 15 Liter Wasser am Tag getrunken. Sinn der Sache ist, den Körper an sehr, sehr viel Flüssigkeitszufuhr zu gewöhnen, denn dann scheidet er auch viel davon wieder aus. Der Körper lernt so, möglichst wenig Wasser zu speichern, denn er weiß, er bekommt es ohnehin in rauen Mengen.

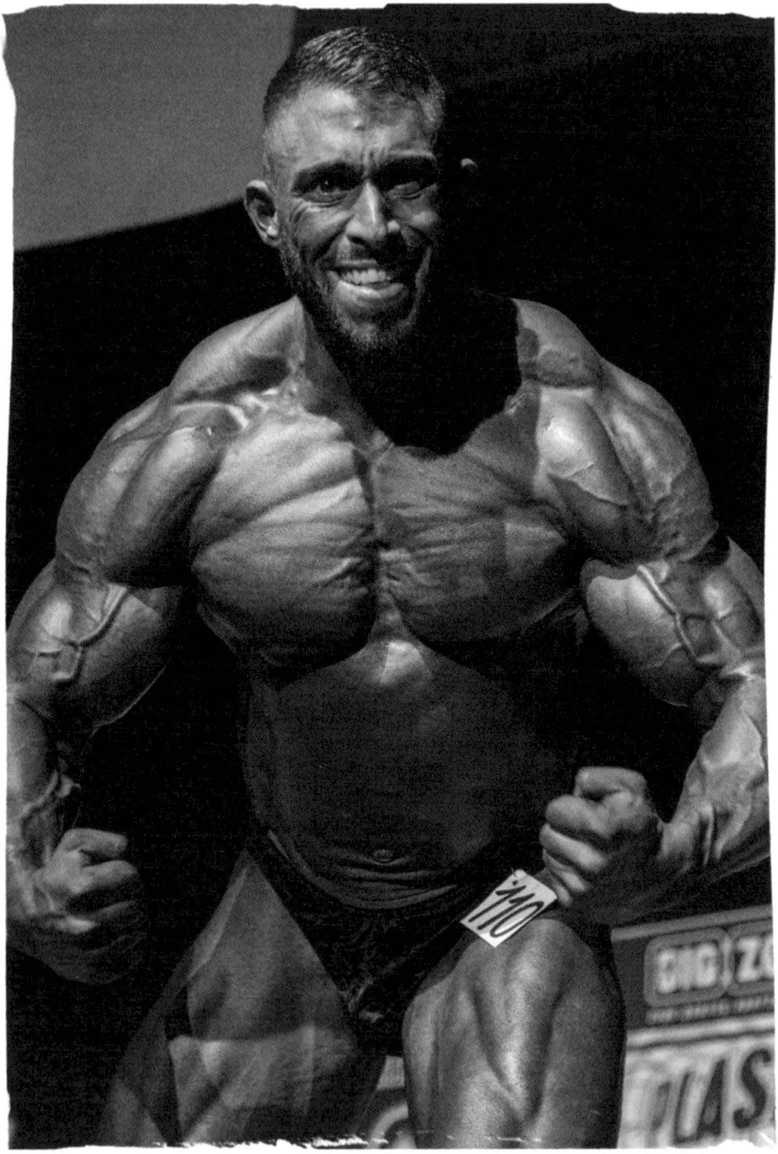


*Volle Power bei der niedersächsischen Meisterschaft 2012*

Man merkt das wahnsinnig schnell, denn in der Phase der Aufwässerung rennt man pausenlos auf die Toilette.

Mit der Aufwässerung beginnt in der Regel auch das Aufsalzen. Salz bindet das Wasser im Körper und je mehr Salz man zu sich nimmt, desto mehr Wasser wird im Körper gespeichert. Ich habe neben gut gesalzenem Essen immer zusätzlich Salztabletten genommen. Im Laufe der Zeit geht man mit der Salzzunahme herunter, damit auch das gespeicherte Wasser reduziert wird. Etwa eine Woche vor dem Contest beginnt dann das Entwässern. Man trinkt weniger und weniger. Kurz vor dem Tag des Wettkampfes nimmt man dann auch Kalium zu sich. Das hilft dabei, das Wasser unter der Haut in die Muskeln zu ziehen, wo es ja hinsoll.

Wenn alles gut gelaufen ist, dann hat sich der Körper daran gewöhnt, kein Wasser mehr zu speichern, auch dann nicht, wenn man ihm längst kein neues mehr zuführt. Das Ergebnis ist ein staubtrockener Körper mit einer hauchdünnen Hautschicht, die sich knalleng über die Muskulatur spannt. Und ja, diese Prozedur ist genauso ungesund, wie sie klingt.

Ich habe bei Wettkämpfen schon die unglaublichsten Sachen erlebt. Ich erinnere mich an einen Sportler, der derart dehydriert war, dass ihm während seines Posings ein Abszess platzte. Er stellte sich vor die Jury und zeigte eine knackige Doppelbizeps-Pose. Seine Haut war so trocken, dass diese Anspannung ausreichte, um das Ding zum Platzen zu bringen. Wirklich widerlich, wenn man nicht weit von diesem Spektakel entfernt stand.

Seitdem ich angefangen habe, Bodybuilding professionell zu betreiben, will ich auf die Bühne. Anfangs trainierte ich nur für mich selbst, um Gewicht zu verlieren und grundsätzlich besser in Form zu kommen. Seit ich aber damit begonnen habe, dem Bild nachzueifern, das ich in meiner Vorstellung von mir habe, strebe ich nicht nur für mich selbst nach körperlicher Perfektion, sondern will mich auch mit anderen Sportlern messen. Deswegen trainierte ich immer wieder für Bodybuilding-Wettkämpfe. Das ist leider oft einfacher gesagt als getan, denn irgendwas kommt einem dabei ständig in die Quere.

Absoluter Normalfall nach solch krassen Entwässerungskuren ist, dass die Leute nach dem Wettbewerb einfach umfallen. Manchmal sogar vorher oder mittendrin. Wenn man sich um diejenigen schnell kümmert, dann ist das normalerweise kein großes Problem. Ich selbst war nach jedem Wettbewerb auch noch Stunden später komplett im Arsch, weil mein Kreislauf die Biege gemacht hatte. Anders ist das jedoch, wenn man zusätzlich zu speziellen Entwässerungsmedikamenten greift. Diese haben teilweise eine sehr heftige Wirkung und ziehen auch den letzten Rest Feuchtigkeit aus einem raus. Man sollte schon sehr genau mit diesem Zeug umgehen können, wenn man dabei nicht endgültig zusammenbrechen will. In Deutschland habe ich das zum Glück noch nicht erlebt, aber ich weiß von internationalen Wettbewerben, dass dort hin und wieder Bodybuilder an der Dehydration sterben.

Das wäre mir der Sport dann doch nicht wert. Die Auswirkungen des Wettkampftrainings sind auch so schon gravierend genug. Man verliert zeitweise alle Freunde, isst nur noch sehr kontrolliert, be- und entwässert den Körper und trainiert jeden einzelnen Tag, bis man schließlich zum Start des Contests zu einem regelrechten Bodybuilding-Zombie mutiert ist. Gerade der Verzicht auf Kohlenhydrate am Ende der Wettkampfvorbereitung macht einen völlig matschig im Kopf.

Nach der genannten Juniorenmeisterschaft trat ich noch bei vielen Wettbewerben an, unter anderem bei der ostdeutschen Meisterschaft, der hessischen Meisterschaft und natürlich der deutschen Meisterschaft. Grundsätzlich lief es immer ganz gut, ich machte zweite, dritte oder fünfte Plätze. Das war okay, aber auch nicht überragend. Für einen Platz ganz oben auf dem Treppchen reichte es lange Zeit nicht, was aber ganz allein an mir lag. Immer fehlte mir das gewisse Etwas.

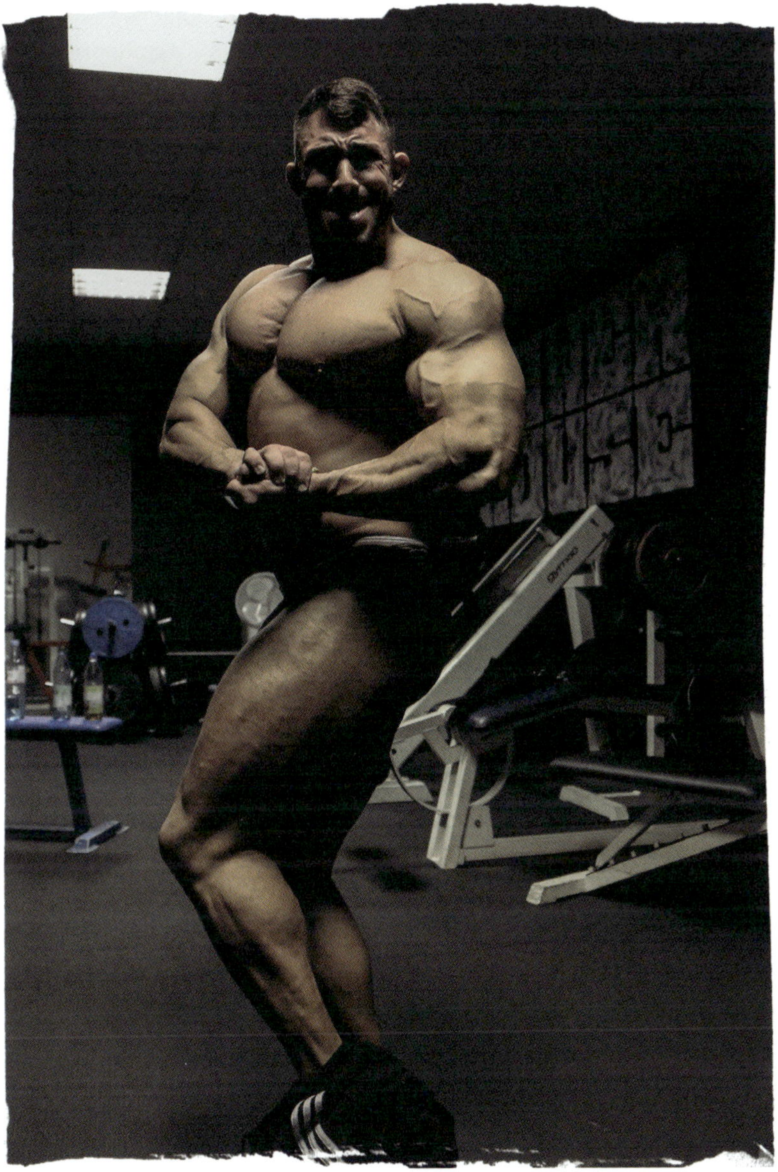

*Konzentriertes Posing 2013 im Powerhouse Berlin*

Ich war nie zu 100 Prozent in Form, wenn ich mich Wettkämpfen stellte. Entweder hatte ich eine Woche zu wenig Training oder nicht die richtige Ernährung, weil ich im Bundeswehreinsatz gewesen war. Oder ich hatte richtiges Pech und verletzte mich. Zu meiner Zeit als Türsteher rammte mir irgendein Idiot ein paar Wochen vor einem Contest ein Messer in den Arsch. Die Wunde war zwar rechtzeitig so weit verheilt, dass man sie abdecken konnte, aber an ein richtig zünftiges Anspannen der Muskulatur war nicht zu denken, was sich auch in der Bewertung niederschlug. Wie gesagt, immer fehlte ein bisschen was für den ersten Platz.

Mitte des Jahres 2019 beschloss ich, es wieder anzugehen.

## Rückschläge

Im Herbst 2019 steckte ich mitten im Wettkampftraining, außerdem stand der Launch meines Bootcamps kurz bevor. Ich hatte wahnsinnig viel um die Ohren, wie man sich denken kann. Auf meinem Kopf, mitten unter den Haaren, hatte ich schon vor einiger Zeit eine kleine Beule entdeckt, die mir etwas Sorgen machte. Ich ging davon aus, dass es sich um eine verstopfte Drüse oder etwas Ähnliches handelte, aber man konnte ja nie wissen. Außerdem machte mir eine Warze am Fuß schon länger zu schaffen. Zwar ließ ich immer wieder einen Hautarzt oder eine medizinische Fußpflegerin darauf schauen, aber so wirklich verschwinden wollte das Ding nicht und so langsam machte sich die Warze beim Laufen bemerkbar. Es nützte also nichts, trotz aller Termine und all dem Stress musste ich mich zu einem Hautarzt bewegen, damit er sich meinen Körper mal vollständig ansah und alles entfernte, was keine Miete zahlte.

Ich bekam relativ schnell einen Termin, obwohl ich den Arzt gerade erst gewechselt hatte. Als es dann so weit war, warteten ein paar dicke

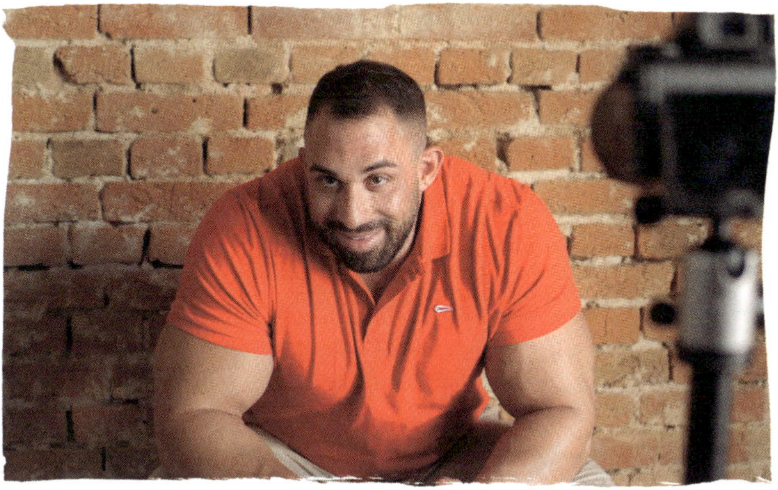

*Beim Videodreh für das Kevin Wolter Bootcamp*

Überraschungen auf mich. Zunächst war der Arzt ziemlich erstaunt, dass noch niemand auf die Idee gekommen war, die Dornwarze unter meinem Fuß zu entfernen, denn inzwischen war das Ding schon mehrere Zentimeter tief. Dazu kamen einige Leberflecke, von denen er nicht begeistert war. Besondere Sorgen machte er sich um einen auf meinem Rücken und einen im Nacken. Der Arzt schlug vor, wo ich schon einmal bei ihm wäre, alles in einem Abwasch zu erledigen und sowohl die Warze als auch die Muttermale zu entfernen. Die Operation wäre keine große Sache und mit ein bisschen Lachgas gut zu überstehen, sagte er, also willigte ich ein. Außerdem hatte mir das Gesicht des Arztes verraten, dass er gerade im Hinblick auf die Leberflecke nur ungern noch weiter warten wollte.

Die Operation ging sehr schnell über die Bühne, die Muttermale, die seltsam aussahen, wurden entfernt, die Dornwarze wurde ebenfalls herausgeschnitten. Die Warze war besonders schmerzhaft und ich konnte mich die nächsten Tage nur noch humpelnd vorwärtsbewegen. Der Arzt sagte mir, dass er noch nie eine Warze gesehen hätte, die derart tief eingewachsen war, und genauso fühlte sich das Loch in meinem Fuß auch an. Hätte ich nur aufgrund meines Gefühls raten müssen, dann war es tellergroß und wahrscheinlich zwei Meter tief.

Noch weniger lustig war allerdings das Muttermal, das der Arzt von meinem Nacken entfernt hatte. Seiner Meinung nach sah es aus, als hätte sich dort bereits ein Tumor gebildet. Als er das sagte, spürte ich direkt einen riesigen Stein im Magen. Ein Tumor? Krebs? Ich war sprachlos. Jahrelang war ich regelmäßig zu Ärzten gerannt, denn nicht zuletzt wegen meines Stoffkonsums war es mir wichtig, jede nur mögliche Vorsorgeuntersuchung durchführen zu lassen. Ich war da wirklich extrem pingelig. Der Arzt meinte, dass man dieses spezielle Muttermal bereits vor vier bis fünf Jahren hätte entfernen müssen, da es wirklich besorgniserregend aussah, und das sicher auch schon, bevor er es entdeckt hatte. Ich hatte das Ding nie gesehen, weil es im Nacken saß, aber meinem vorherigen Hautarzt, bei dem ich noch wenige Wochen zuvor zur Krebsvorsorge gewesen war, hätte es auffallen müssen. Das war aber nicht der Fall gewesen, denn er hatte mir bescheinigt, dass alles tipptopp wäre.

Und jetzt hockte ich hier und hatte womöglich Hautkrebs. Das war ganz und gar nicht tipptopp. Der Arzt wollte das entfernte Muttermal zur Untersuchung in die Pathologie schicken, damit er ganz sicher sein konnte, ob wir es mit einer gut- oder bösartigen Geschwulst zu tun hatten. In einigen Tagen würde ich dann das Ergebnis erfahren.

Ich hatte mich von einer Kamera zum Arzt begleiten lassen, denn ich war natürlich nicht davon ausgegangen, dass etwas Schlimmes bei der Untersuchung herauskommen würde. Na ja, zumindest die Beule auf meinem Kopf war tatsächlich harmlos und würde wohl in den folgenden Tagen ganz von selbst verschwinden. Ich unterbrach die Aufnahme und ließ erst wieder filmen, als ich mich halbwegs gefangen hatte. Der Doktor machte einen sehr guten Job und schaffte es, mich zu beruhigen, denn nicht alles, was nach Krebs aussieht, ist auch Krebs.

Und schon gar kein bösartiger. Ich sollte das Laborergebnis abwarten und mich bis dahin nicht weiter sorgen, was ich auch versuchte.

Tatsächlich beruhigte mich das ein bisschen und ich machte mir keine allzu großen Sorgen. Vielmehr war ich jetzt stinksauer auf meinen vorherigen Arzt, der mich nach zig Vorsorgeuntersuchungen immer wieder lachend als gesund nach Hause geschickt hatte, obwohl womöglich ein bösartiger Tumor direkt vor seiner Nase wuchs. Ich bin heute noch fassungslos, wie schlampig ein Arzt in Deutschland sein kann, und am liebsten hätte ich seinen Arsch vor Gericht geschleift. Glücklicherweise kam das Ergebnis aus dem Labor ziemlich schnell und gab mir Entwarnung: Geschwulst ja, aber gutartig. Also hatte ich keinen Krebs. Ich war unfassbar erleichtert und ging davon aus, mich jetzt wieder auf die Wettkampfvorbereitung konzentrieren zu können. Aber leider hatte ich falsch gedacht, denn ein Unglück kommt ja bekanntlich selten allein.

Für meinen Channel besuchte ich zwei der weltbesten Sportler in der Disziplin des griechisch-römischen Ringens, Frank Stäbler und Abdolmohammad Papi. Beide brachten etwa 60 Kilogramm auf die Waage und ich wollte herausfinden, ob einem mehr Masse bei diesem Sport eher nützte oder eher schadete. Leider machte ich den Fehler, meinen Kumpel Dennis Kohlruss mitzubringen. Wer ihn nicht kennt: Dennis ist ein 180 Kilogramm schweres Ungetüm, das bei den nationalen Strongman-Wettbewerben regelmäßig auf dem Treppchen steht und demnach einer der stärksten Menschen der Welt ist. Wir drehten also unseren Film und alberten dabei wie üblich ein bisschen herum. Als Frank und Abdolmohammad uns die gröbsten Ringertechniken beigebracht hatten, hielten Dennis und ich es für eine super Idee, einmal gegeneinander anzutreten. Der 120-Kilo-Bodybuilder gegen den 180-Kilo-Strongman, das klang spannend und interessant. Da wir beide keine professionellen Ringer sind, wollten wir nur versuchen, uns gegenseitig aus dem Ring zu schubsen. Und dann kam es, wie es kommen musste: Ich knickte mit dem linken Fuß um, und zwar richtig eklig. Sofort schwoll mein Gelenk an und füllte sich mit Flüssigkeit. Es tat höllisch weh. Zwei Tage lang war ich beinahe überhaupt nicht in der Lage, mich zu bewegen. Die Schmerzen waren so heftig, dass ich nicht schlafen konnte und mich in der ersten Nacht beinahe übergeben hätte.

Bevor man diesen riesigen Klumpen, der mal mein Fuß gewesen war, überhaupt röntgen konnte, musste mein Physiotherapeut etwas gegen die gestaute Flüssigkeit unternehmen. Er schaffte es tatsächlich, dass der Fuß schon nach der ersten Behandlung nicht mehr ganz so dick war, sodass ich damit zum Radiologen gehen konnte. Wie ich bereits befürchtet hatte, ergaben die Aufnahmen, dass ich mir die Bänder gerissen hatte. Glück im Unglück war jedoch, dass von den drei existierenden Außenbändern meines Fußes zwei zwar komplett abgerissen waren, das dritte jedoch nur angerissen war. Es genügte also, wenn ich »nur« eine Schiene trug, operiert werden musste ich nicht. Vom Training konnte ich mich aber trotzdem erst einmal verabschieden, denn ich sollte den Fuß am besten überhaupt nicht bewegen und musste regelmäßig zur Physiotherapie. Das war wirklich scheiße. Aber wenn man bedachte, dass ich gegen ein Monster wie Dennis gekämpft hatte, konnte ich wahrscheinlich froh sein, nicht gelähmt zu sein.

Der nächste Hammer wartete aber bereits auf mich. Ende 2019 war ich noch immer in physiotherapeutischer Behandlung wegen der gerissenen Bänder in meinem Fußgelenk, als sich die nächste Verletzung dazugesellte. Ich wollte einige Liegestütze machen und dachte, dass ich mich dafür nicht großartig aufzuwärmen bräuchte. Also drückte ich mich sofort einige Male kräftig nach oben, und plötzlich spürte ich ein extremes Ziehen im Brustmuskel. Ich ließ mich auf den Boden fallen und tastete meinen Oberkörper ab. Es tat zwar tierisch weh, aber zumindest schien nichts abgerissen zu sein. Das beruhigte mich schon extrem, denn von meinem Brustmuskelabriss hatte ich selbst inzwischen auch einen richtigen Riss bekommen. Ich habe noch heute einen riesigen Respekt vor dem Bankdrücken.

Beim Arzt bestätigte sich dann, was ich schon befürchtet hatte: Der Brustmuskel war angerissen. Ich hätte mir eine klatschen können dafür, denn ich war ja selbst schuld daran. Hätte ich mich wie ein normaler Mensch vorher aufgewärmt, wäre das nicht passiert. An Training war also nun erst recht nicht mehr zu denken, jetzt nicht nur wegen meiner gerissenen Bänder im Fuß, sondern auch wegen des angerissenen Brustmuskels.

Einige Tage später kam ich gerade aus Frankfurt zurück, wo ich mich mit Freunden und Geschäftspartnern getroffen hatte. Zu Hause bemerkte ich, dass meine rechte Gesichtshälfte krass wehtat, wenn ich mich darauflegte oder sie anfasste. Ich hatte das bereits einige Tage zuvor mitbekommen. Aber erstens renne ich nicht wegen jedes kleinen Wehwehchens zum Arzt und zweitens hatte man die Schwellung wegen meines Barts nicht gesehen. Also hatte es mich nicht weiter gestört. Bis jetzt, denn inzwischen war die Wange so extrem angeschwollen, dass man die Schwellung auch durch den Bart sehr gut erkennen konnte. Es nützte also nichts, ich musste wieder einmal zum Arzt.

Bereits in den Wochen zuvor war ich öfter bei einem Arzt gewesen als im Gym. Das ging mir tierisch auf die Nüsse, denn ich treibe Sport ja nicht aus Jux, sondern weil ich es will und mein Körper ihn braucht. Ich rasierte mir den Bart ab und konnte meine Wange in voller rot glühender Pracht bewundern. Ja, mit dieser Tomate sollte ich wirklich zum Arzt gehen.

Beim Hautarzt bestätigte sich dann, was ich vermutet hatte: Ich hatte mir wegen einer entzündeten Haarwurzel einen riesigen Abszess eingehandelt. Der war nicht nur handtellergroß, sondern musste zu allem Überfluss wahrscheinlich operiert werden. Das Ding war hochentzündet und gerade dabei, mir eine Blutvergiftung zu bescheren. Der Arzt schickte mich direkt ins Krankenhaus, wo man mich sofort an den

Tropf mit Antibiotika hing. Wieder einmal sackte ich innerlich zusammen.

Zum Glück entschied sich mein Arzt, erst einmal abzuwarten. Natürlich schnitt er das Biest auf und entfernte den ganzen Schnodder darin, aber immerhin drohte mir zunächst einmal keine Operation. Die nächsten Tage lief ich mit einem riesigen Pflaster im Gesicht durch die Gegend, das täglich gewechselt wurde. Zusätzlich musste ich jeden Tag morgens und abends ins Krankenhaus, um mir eine Infusion legen zu lassen. Dazu bekam ich Antibiotika in Tablettenform. Aber wenn das Ding auf diese Weise möglichst schnell verschwand, sollte es mir recht sein.

Als der Abszess nach einigen Wochen aber immer noch da war, dachte der Arzt noch einmal darüber nach, ob er nicht besser operieren sollte. Das wäre die einfachste und schnellste Methode. Sie würde aber mein Gesicht nicht unbedingt hübscher machen, denn die Narbe, die ich davontrüge, wäre enorm. Die Entscheidung stand aber nicht sofort an, weil ich mir aufgrund der Blutvergiftung täglich intravenös Antibiotika verabreichen lassen musste. Das war ein Glück, denn als im Januar 2020 noch einmal über eine mögliche Operation befunden werden sollte, hatte sich der Abszess stark zurückgebildet. Der Arzt und ich entschieden deshalb, einfach weiter abzuwarten, während ich brav die Medikamente nahm.

Zu dieser Zeit hatte ich bereits seit beinahe drei Monaten nicht mehr trainiert, und langsam wurde ich wirklich sauer. Ich war innerlich völlig unruhig und fühlte mich platt. Hinzu kam das Gefühl, meiner Muskulatur beim Wegschrumpfen zusehen zu können. Außerdem hatte ich angefangen, mir nur noch Mist reinzuschaufeln. Das Pizza-Taxi war in den vergangenen drei Monaten öfter bei mir zu Hause gewesen als ich im Gym. Was man eben so macht, wenn man nichts tun kann, außer zu Hause krank auf der Couch rumzuliegen.

Ende Januar bekam ich dann endlich, endlich grünes Licht dafür, wieder ein bisschen pumpen zu gehen. Mein Gesicht sah zwar toll aus, aber langsam wurde es mit dem Abszess besser. Da ich noch immer Antibiotika bekam, sollte ich es nur nicht übertreiben. Ich rannte ins Gym und stürzte mich aufs Bankdrücken und jede andere Art des Gewichtestemmens wie ein Kleinkind, das zum ersten Mal seit Jahren in einem Süßigkeitenladen war. Ich powerte mich ordentlich aus und spürte, wie sehr mir mein Körper dafür dankte, endlich von der verdammten Couch runtergekommen zu sein. Tatsächlich war meine Form nicht völlig dahin, aber die Idee, ins Wettkampftraining einzusteigen, konnte ich völlig streichen. Und daran, dass ich für das vergangene Jahr eigentlich Contests eingeplant hatte, dachte ich schon überhaupt nicht mehr.

Für mich ging also auch das Jahr 2019 ohne einen Wettkampf zu Ende. Oder zumindest beinahe.

Ich hatte schon länger mit der Idee gespielt, meinen eigenen kleinen Contest zu veranstalten. Denn sosehr ich Wettkämpfe auch mochte, ein paar Dinge daran haben mir immer missfallen. Zunächst mal herrschte dort jedes Mal eine bierernste Stimmung, so, als ob das Schicksal des Universums nur vom Ausgang dieser Veranstaltung abhinge. Natürlich gehörten eine gewisse Anspannung und Ernsthaftigkeit immer dazu, schließlich war man ja als Teilnehmer nicht zum Spaß dort. Aber letztlich fand ich doch alles sehr verkrampft. Dazu kam, dass die Jury, die schließlich über die Sportler urteilte, immer so wirkte, als würde sie jeden Moment tot umfallen. Wirklich, teilweise waren die Juroren steinalt, was erst einmal nicht schlimm gewesen wäre. Ätzend wurde es nur, wenn sie sich auch so benahmen und schon die Musik während der Show für neumodischen Krach hielten. Dann waren da noch die Preise, die es zu gewinnen gab. Klar, man machte das nicht wegen eines Preises, sondern wegen des Prestiges und der Anerkennung, die man von Freunden und Kollegen bekam.

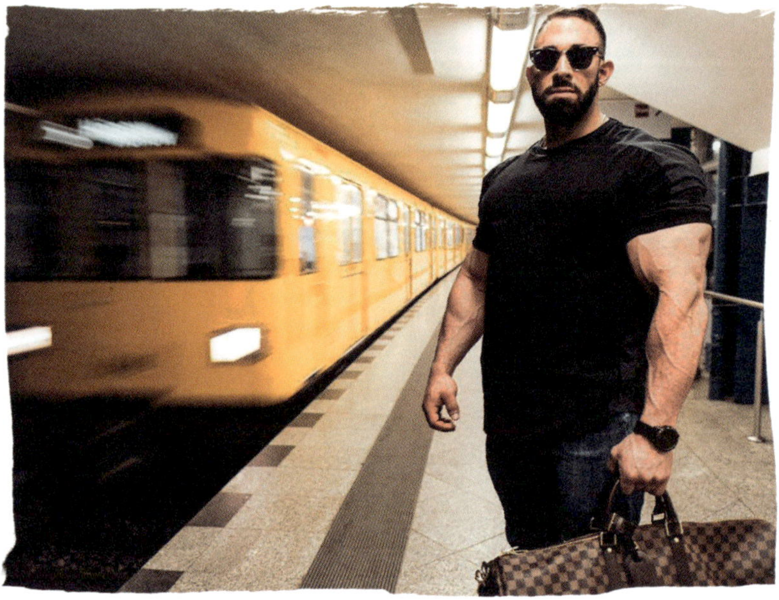

*Fotoshooting mit Konrad Wollf beim Warten auf die U-Bahn*

Aber ein bisschen mehr als ein Blechpokal und eine Tüte Eiweißflocken sollte schon drin sein.

Deswegen veranstaltete ich im November 2019 während der Bodyculture Expo in Bremen meinen eigenen Contest, den Kevin Wolter Cup. Die Juroren waren Leute aus der Szene, die ich privat und beruflich sehr bewunderte. Dazu waren sie nicht steinalt und konnten sich mit den Sportlern selbst und auch mit der gesamten Veranstaltung wirklich identifizieren. Als Preis konnte ich natürlich keinen Mercedes springen lassen, aber ich wollte trotzdem dafür sorgen, dass die Leute etwas Cooleres abgreifen konnten als ein paar Proteine. Es gab ein bisschen Geld zu gewinnen, wenn auch keine Unsummen. Das Highlight waren aber die unterschiedlichen Pokale, die beispielsweise die Form – und auch die Funktion – einer Shisha hatten. Das Publikum, das wir mit dieser Veranstaltung anlockten, war um einiges jünger, knackiger und besser gelaunt als das, das sich normalerweise auf Bodybuilding-Wettkämpfen tummelt. Ich war wahnsinnig zufrieden mit der ganzen Geschichte und war froh, im Jahr 2019 wenigstens ein bisschen Wettkampfatmosphäre geschnuppert zu haben, wenn auch leider nicht als Teilnehmer.

## Geld

Man kann es genau so sagen: Niemand hätte jemals gedacht, dass aus mir mal etwas wird. Lehrer nicht, Freunde nicht, mein Vater wohl auch nicht und ich selbst am allerwenigsten. Und trotzdem habe ich es geschafft, mein Leben nicht nur nicht total vor die Wand zu fahren, sondern, im Gegenteil, einen großen Teil meiner Schwächen in Stärken zu verwandeln.

Mein Kanal bei YouTube läuft bombig, auch weil ich so eine phänomenale Community habe. Dazu kommt, dass ich damit auch wirklich Geld verdiene. Ich habe starke Geschäftspartner an meiner Seite und auch mein Trainingsprogramm, das Kevin Wolter Bootcamp, entwickelt sich prächtig. Das alles hätte ich nie für möglich gehalten. Noch bis Ende des Jahres 2018 musste ich jeden Cent zweimal umdrehen. Jeder Euro, den ich ausgab, fehlte sofort an anderer Stelle. Vielleicht kommt mir meine aktuelle Situation so unwirklich vor, weil diese Zeiten noch nicht lange her sind.

Ich habe im Laufe der Zeit viele tolle Menschen kennengelernt. Gemeinsam mit einigen von ihnen habe ich im Januar 2019 zwei Firmen gründen können, die sich um die Entwicklung und Vermarktung von sehr tollen Produkten kümmern. Die Hilfe und Unterstützung, die ich von diesen Menschen bekomme, sind unfassbar. Das Größte ist für mich jedoch noch immer, YouTube-Content für meine Fans zu machen. Da bekomme ich die direkte Resonanz in Form von Kommentaren und Nachrichten, kann über alles reflektieren und so hie und da noch besser werden. Das macht wirklich Spaß.

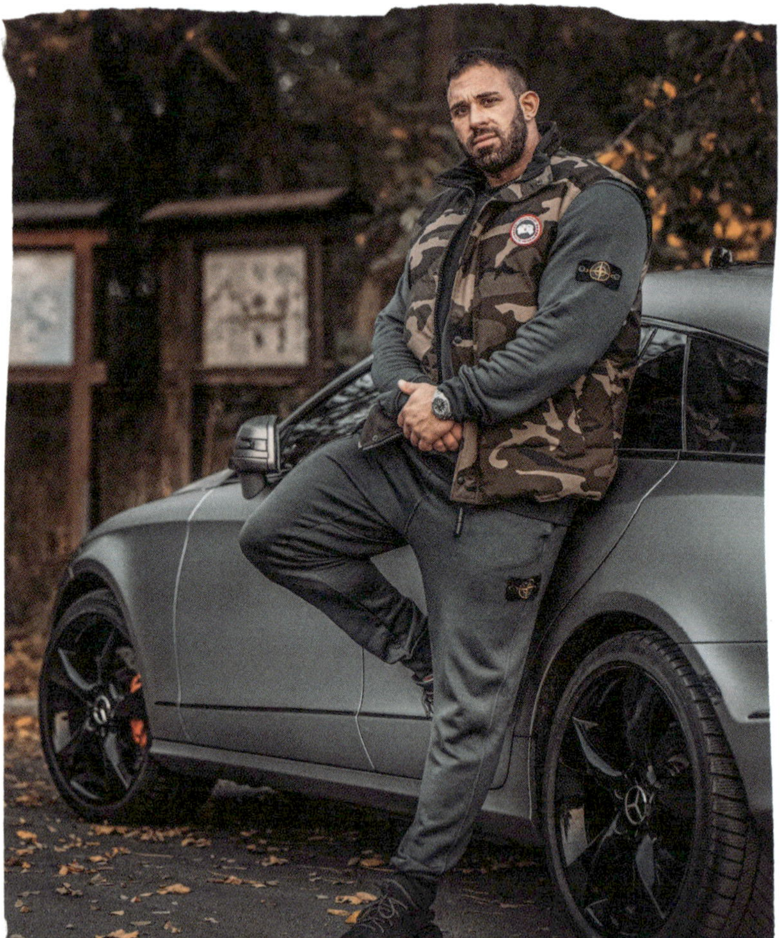

*Endlich ohne finanzielle Sorgen 2020 irgendwo in Berlin*

Noch ein Jahr zuvor war ich immer wieder gezwungen gewesen, mir Geld zu leihen für etwas zu essen oder die Miete. Und natürlich für Stoff. Das ist jetzt vorbei. Finanziell bin ich inzwischen so weit, dass ich nicht nur mir, sondern auch meinen Kindern endlich etwas bieten kann. Und ich habe mittlerweile sogar ein Auto. Noch vor ein paar Monaten wäre das undenkbar gewesen. Wenn mir damals jemand gesagt hätte, dass ich bis an mein Lebensende nie mehr als 2000 Euro brutto im Monat verdienen würde, dann hätte ich das, ohne nachzudenken, geglaubt.

Mir wird immer wieder gesagt, dass ich für viele Leute eine Art Vorbild sei. Das freut mich natürlich sehr zu hören. Wenn es da draußen tatsächlich Leute gibt, für die ich mit meinem speziellen Lebensweg ein Beispiel sein kann, wie man etwas aus sich machen kann, dann macht mich das sehr stolz und dankbar.

Schwerer als jeder Stolz wiegt aber mein tiefes Gefühl der Zufriedenheit. Die Zeiten sind vorbei, in denen ich meinem Vater nichts weiter als Kopfzerbrechen bereitet habe. Er sieht, dass ich meinen eigenen Weg gehe und dass dieser Weg nicht direkt in den Abgrund führt. Ganz im Gegenteil. Und vielleicht werden mein Sohn und meine Tochter eines Tages genauso stolz auf mich sein, wie ich es auf meinen Vater bin.

## Neues Denken

Nach den wirklich miesen Jahren meines Lebens ist es seit einiger Zeit so, dass ich von vielen unterschiedlichen Seiten Hilfe bekomme. Mich unterstützen Geschäftspartner in beruflichen Dingen, ich gehe weiterhin zu meiner Gesprächstherapie und nicht zuletzt hilft mir der Konsum von Cannabis dabei, entspannt zu sein und vor allem klar zu denken.

Es gibt Momente in meinem jetzigen Leben, in denen mir der Kevin Wolter von vor wenigen Jahren wie ein völlig fremder Mensch vorkommt. Dieser Kevin trug so viel Hass mit sich herum, dass es mir selbst heute unheimlich ist. Er hasste seine Mutter, weil sie seine Familie auseinandergerissen hatte. Er hasste die Bundeswehr, der er alles zu verdanken und für die er so viel getan hatte und die ihn trotzdem fallen gelassen hat, als es ihm nicht gut ging. Er hasste die Frauen, die ihn alle nur ausnutzten und hintergingen. Er hasste die Männer, die nur darauf warteten, ihm bei der ersten Gelegenheit ein Messer in den Rücken zu rammen. Und vor allem hasste dieser Kevin sich selbst. Ja, er stemmte Gewichte und wurde jeden Tag stärker, aber innerlich war er ein Waschlappen. Er hielt sich für unbesiegbar und kam doch mit seinem Leben nicht klar. Und das nur, weil es ihm nie in den Sinn kam, auch mal jemanden um Hilfe zu bitten. Ich bin sehr froh, dass es diesen Kevin Wolter nicht mehr gibt.

Um das Jahr 2015 herum begann ich damit, allem Negativen um mich herum den Rücken zu kehren. Hie und da klappte es nicht auf Anhieb und manchmal musste ich aus finanziellen Gründen gute Miene zum bösen Spiel machen. Aber nach und nach wurde ich alles los, was mir nicht guttat. Keine Kriminalität mehr, keine Drogen, keine Leute, die mich negativ beeinflussten. Aber auch keinen Hass mehr auf mich und auf andere. Das alles habe ich nur mit Hilfe geschafft. Hilfe, von der ich mir zuerst einmal eingestehen musste, dass ich sie brauche.

## So wirst du zum Beast!

### *Tipp 7: Mach Fehler!*

Wer erfolgreich sein will und an sich arbeiten möchte, der darf nicht nur Fehler machen, der MUSS Fehler machen. Glücklicherweise stellen sich Fehler immer ganz automatisch ein. Du brauchst also nicht bewusst versuchen, welche zu begehen.

Misserfolge gehören zu jedem Lebensweg ganz selbstverständlich dazu. Wichtig ist, dass man aus ihnen lernt. Eine Möglichkeit, sich über seine Fehler klar zu werden und aus ihnen zu lernen, bietet dieser Tipp.

Wieder geht es darum, dass du dir bewusst machst, was schiefgelaufen ist, und zwar schriftlich. Setze dich in einer ruhigen Minute mit Stift und Papier hin und notiere dir all deine bisherigen Misserfolge und Fehler.

»What the fuck?!«

Ja, ich kann mir deinen Gesichtsausdruck gut vorstellen. Aber ich kann dich beruhigen, es geht mir nicht darum, dass du dir selbst die Beichte abnimmst. Du sollst auch nicht jede einzelne Entscheidung aufschreiben, die du im Laufe deines Lebens getroffen hast und die du heute als Fehler bezeichnen würdest.

Beschränke dich auf die Sachen, die du geradebiegen kannst, also jeden Fehler, den du noch gutmachen kannst, und jeden Misserfolg, den du noch in einen Erfolg drehen könntest. An der verpatzten Klassenarbeit kannst du nichts mehr ändern, ebenso wenig kannst du dich noch bei verstorbenen Freunden oder Verwandten bedanken oder entschuldigen. Die Gelegenheiten sind verpasst, also lass das hinter dir.

Konzentriere dich auf die Sachen, die noch zu ändern sind. Und dann ändere sie. Verwandle deine bisherigen Misserfolge in Erfolge, und entrümple deine Seele. Es ist belastender, als man vielleicht denkt, wenn im Hinterkopf immer ein Schatten herumspukt, der einen daran erinnert, dass man das eine Mädchen nicht angesprochen hat, sich zu dieser einen Prüfung noch nicht angemeldet hat oder nun doch schon wieder nicht beim Sport war. Also, mach eine Liste mit allem, was du an die Wand gefahren hast, aber noch ändern kannst. Und ändere es!

## Der neue Kevin Wolter

Heute bin ich endlich der, der ich schon immer sein wollte. All meine Probleme habe ich im Griff. Zumindest beinahe. Aber ganz sicher bin ich der, den andere immer in mir sehen sollten.

Sportlich arbeite ich nach wie vor sehr an mir, denn ich habe längst nicht das erreicht, was ich mir vorgenommen habe. Der Kraftsport ist die einzige Sucht, die mich noch immer begleitet und die ich mir auch hoffentlich niemals abgewöhne. Da bin ich absoluter Perfektionist. Seitdem ich mit dem regelmäßigen und ernsthaften Training begonnen habe, habe ich ein Bild meines Körpers im Kopf, das ich anstrebe und erreichen möchte. Ich modelliere meinen Körper nach der Vorstellung, die ich von ihm habe.

Und auch außerhalb des Sports versuche ich, die bestmögliche Version meiner selbst zu sein. Ich gebe privat und beruflich alles, denn mir ist klar, dass ich trotz aller Schwierigkeiten in meinem Leben sehr viel Glück und auch sehr viel Hilfe hatte. YouTube beschert mir ein ordentliches Einkommen und das Beste daran ist, dass ich diese Arbeit gar nicht als Arbeit empfinde, weil mir die ganze Sache so unglaublich Spaß macht. Aber mir ist auch bewusst, dass dieser Spaß jederzeit vorbei sein kann. Nicht jedes Video ist ein Hit, und wenn ein oder zwei davon einmal schlecht laufen, dann kommt in diesem Monat kein Geld mehr rein. Doch selbst wenn meine YouTube-Karriere irgendwann einmal ein Ende haben sollte, hoffe ich, ich konnte bis dahin so viel von mir zeigen, dass der eine oder andere ein bisschen was davon mitgenommen hat.

Derzeit bin ich dabei, mein zweites Standbein, die Beteiligung an verschiedenen Unternehmen, sehr viel mehr auszubauen. Ich will mich möglichst breit aufstellen, um mir selbst die finanzielle Sicherheit zu schaffen, die ich nie hatte und auch heute nur in begrenztem Umfang habe. Mir geht es zwar gut, aber das kann sich auch alles sehr schnell wieder ändern. Deswegen gieße ich nun das Fundament, das ich mir geschaffen habe, tüchtig mit Beton, damit es mir nicht wieder unter den Füßen weggespült wird. Man wird ja schließlich nicht jünger und zurück zu Hartz IV ist absolut keine Alternative!

Im Laufe meines Lebens haben sich die Umstände immer wieder geändert, mal zum Guten, mal zum Schlechten. Wieder und wieder musste ich mich auf neue Situationen und neue Menschen einstellen. Es gab Momente, in denen wäre ich beinahe an den schlechten Zeiten zerbrochen, aber ich habe es geschafft, mich aus diesem Sumpf herauszuziehen. Und wenn ich das schaffe, dann schafft ihr das auch!

Manche Leute, die auf den ersten Blick ätzend und scheiße zu sein scheinen, sind es vielleicht gar nicht. Vielleicht sind sie nur das Resultat von all dem Mist, den sie bisher erlebt haben. Ich glaube fest daran, dass alles einen Grund und eine Ursache hat. Es gibt mehr als genug Leute, die mich für einen dummen, aggressiven Schläger gehalten haben. Und diese Leute hatten recht. Nur der, der noch immer so von mir denkt, der irrt sich. Ich habe mich geändert. Jeder hat sein Schicksal zum großen Teil selbst in der Hand, auch wenn es nicht immer leicht ist, das zu erkennen, anzunehmen und sich Hilfe zu holen.

Wenn man euch quält oder missbraucht, dann seid ihr nicht daran schuld. Diejenigen, die euch das antun, sind schuld und sonst niemand. Aber es liegt in eurer Hand, wie ihr mit der Situation umgeht. Niemand sollte glauben, dass er mit seinen Problemen, seiner Wut oder seinen Ängsten allein fertigwird. Ich habe jahrelang gedacht, dass ich stark und kräftig genug wäre, um mit meinem Hass, meiner Verzweiflung, meiner Trauer, der ADHS, der PTBS und Gott weiß was allem selbst zurechtzukommen. Und ich wäre beinahe daran zugrunde gegangen, weil ich mich viel zu lange gegen jede Form der Hilfe gewehrt habe. Therapien und Psychologen waren für mich etwas für Opfer und Schwächlinge. Irgendwelche langhaarigen Lappen, die wahrscheinlich an jedem Scheiß zerbrochen wären. Aber doch nicht für mich, Kevin Wolter! Was für ein Blödsinn!

Ziemlich genau ab dem Tag, an dem ich Hilfe zugelassen habe, hat sich mein Leben um 180 Grad gedreht. Ich habe gelernt, meine Schwächen in Stärken zu verwandeln. Natürlich leide ich immer noch unter ADHS, aber heute weiß ich, dass diese Störung für mich auch etwas Gutes bedeutet. Die Ruhelosigkeit macht mich zu einem richtigen Arbeitstier, wenn ich meine überschüssige Power nur gut kanalisiere. Ich habe irgendwann damit begonnen, meine ADHS nicht als einen Fluch, sondern als meine spezielle Superkraft anzuerkennen. Denn oft ist es die Ruhelosigkeit, die mich auf gute Ideen bringt und mich motiviert, etwas Neues auszuprobieren. Ähnlich ist es mit meiner PTBS. Auch hier bin ich inzwischen so weit, dass ich das, was manche als negative Auswirkung oder sogar als Symptom bezeichnen würden, als absoluten Pluspunkt begreife. Die PTBS bringt es nämlich mit sich, dass ich einen extrem ausgeprägten Beschützerinstinkt habe. Dazu kommt eine Hyperaufmerksamkeit, was bedeutet, dass ich Dinge sehe und mir

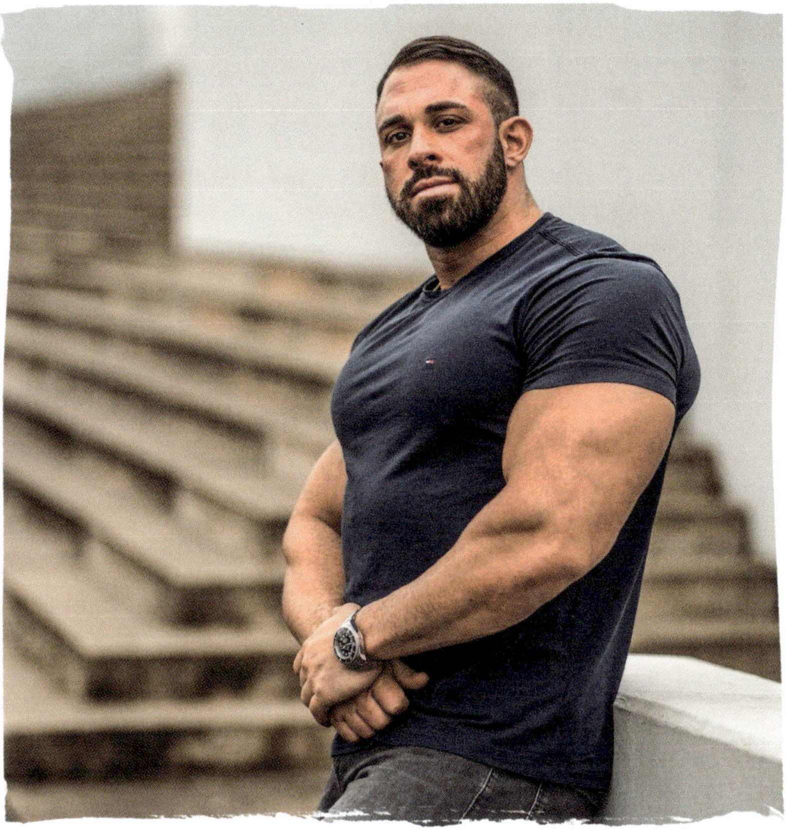

*Mittlerweile ein Profi vor der Kamera – Schnappschuss, Berlin 2020*

Sachen auffallen, die andere Leute gar nicht bemerken würden. Ich finde das sehr nützlich.

Was ich heute ebenfalls weiß, ist, dass einen die eigene Psyche gefangen nimmt, wenn man sich einredet, mit all seinen Problemen allein klarzukommen. Man drückt sich selbst in eine Opferrolle, auch wenn einem das nicht bewusst ist. Und aus dieser Opferrolle muss man heraus, so schnell wie möglich. Man braucht Hilfe, ganz egal, wie unbedeutend einem die eigenen Probleme vorkommen mögen. Denn oft sind Dinge, die einem passiert sind, schwerwiegender, als man sich selbst eingestehen will.

Wir alle müssen uns gegenseitig helfen und unterstützen. Wir müssen Hilfe geben, aber sie auch annehmen, wo es geht. Dafür sind wir Menschen, Freunde.

# Richtiges Training für jeden

Wenn ihr schon das Buch von jemandem in Händen haltet, der sich hauptberuflich dem Kraftsport widmet, dann ist es nur folgerichtig, dass ihr darin auch ein bisschen was über Kraftsport erfahrt. Es gibt schon eine ganze Menge Ratgeber zum Thema Bodybuilding. Abgesehen davon soll dieses schicke Buch hier nicht ausschließlich als Trainingsplan dienen. Damit ich mir aber nicht irgendwann anhören muss, ich hätte das Thema sträflich ausgeklammert, erzähle ich euch jetzt vom Kraftsport. Und zwar so, wie ICH ihn mir idealerweise vorstelle und natürlich auch selbst praktiziere.

## Drei Phasen

Grundsätzlich ist Krafttraining in drei Phasen unterteilt: Kraftaufbau, Muskelaufbau und Definition.

Die erste Phase dauert etwa vier Wochen und dient dazu – wie der Name schon sagt –, Kraft zu entwickeln. Hierbei werden bereits die ersten Muskelaufbaureize gesetzt.

Wie viele Trainingstage man in der Woche ansetzt, richtet sich danach, ob man ein alter Hase im Gym ist oder noch nie Eisen in der Hand hatte. Anfänger sollten zunächst nicht mehr als dreimal wöchentlich trainieren, weil sonst der Körper überfordert wird. Muskelkater ist gut und gesund, aber nicht, wenn die Schmerzen einen lähmen. Profis können sich sechs wöchentliche Trainingstage zumuten. Am siebten Tag soll man ja bekanntlich ruhen, und das gilt auch fürs Training.

Um die Kraftwerte zu steigern, sollte man mit hohen Gewichten und relativ wenigen Wiederholungen trainieren. So baut man am effektivsten Muskelmasse auf. Das wird besonders in der nächsten Phase interessant werden, weil man dann bereits in der Lage ist, schwerere Gewichte bei höheren Wiederholungs- und Satzzahlen zu bewegen.

Wenn du wirklich absoluter Anfänger bist, wirst du zu Beginn des Trainings nicht so sehr viele Wiederholungen und Sätze schaffen. Aber bereits gegen Ende der ersten vier Wochen wirst du schon eine deutliche Steigerung in den Wiederholungen erkennen und damit auch Hypertrophie-Effekte. Sprich, die Muskeln wachsen sichtbar.

Gerade wenn man im höheren Bereich trainiert, also ein intensives Training mit größeren Gewichten betreibt, stellen sich relativ schnell Ermüdungserscheinungen im Körper ein. Auch deine Gelenke werden davon nicht unbeeindruckt bleiben. Aus diesem Grund sollte die Trainingsphase auch nicht zu lange dauern. Die von mir angedachten vier Wochen sind für den Kraftaufbau ideal.

Du solltest nicht direkt von Beginn an Vollgas geben. Lass dir Reserven. Gerade als Anfänger in der ersten Woche solltest du dir nicht das schwerste Ding greifen, das du im Fitnessstudio finden kannst, und es möglichst oft hochheben. Das bringt nichts. Teste dich lieber durch die verschiedenen Gewichte, damit du findest, was jeweils zur anstehenden Übung passt. Und sei dir nicht zu schade, dir zu notieren, welche Gewichte du wofür verwenden willst. Es ist überhaupt keine Schande, wenn du dir für die erste Phase nicht vier, sondern fünf Wochen Zeit nimmst. Im Gegenteil: Teste in aller Ruhe und geduldig die Übungen und Gewichte, sodass du ab der zweiten Woche richtig loslegen kannst.

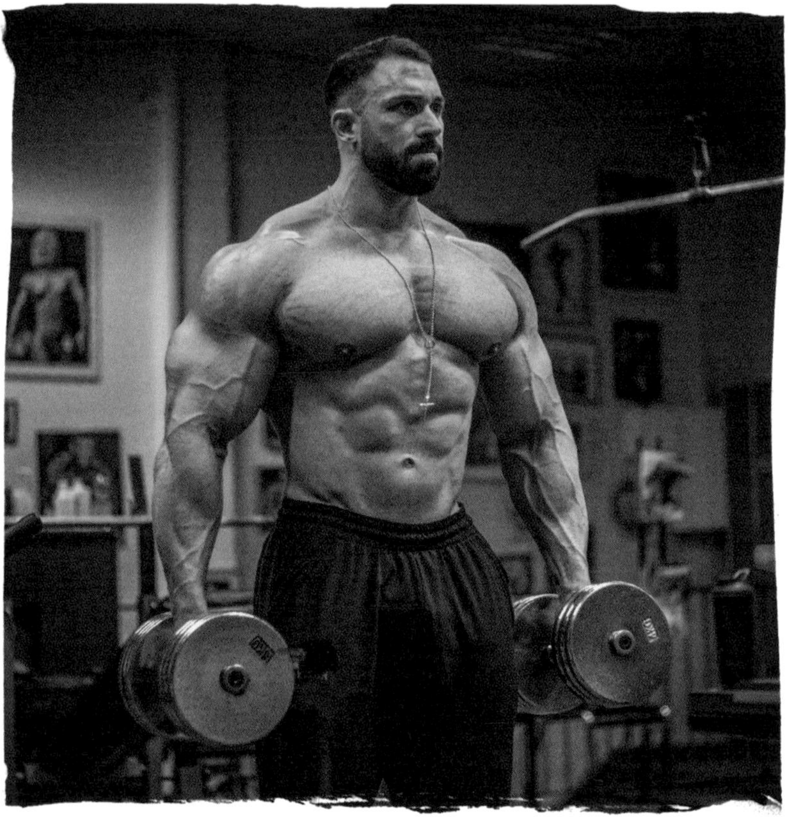

*Fokussiert beim Training 2017 im Sportstudio Olympic in Hamburg*

In der zweiten Phase werden Muskeln aufgebaut. Hier spielen zwei Faktoren eine wichtige Rolle: regelmäßiges Training und Ernährung.

Dass die Regelmäßigkeit des Trainings maßgeblich über dessen Erfolg entscheidet, erschließt sich einem von selbst: Jeder, der Mitglied in einem Fitnessstudio ist, es seit dem dritten Januar aber nicht mehr besucht hat, weiß genau, dass sich auf dem Sofa keine Muskeln bilden. Bleibt die Ernährung.

Eine Woche hat 168 Stunden. Gehen wir davon aus, dass du viermal die Woche für eineinhalb Stunden trainieren gehst, dann bleiben 162 Stunden in der Woche, in denen du NICHT trainierst. Das klingt jetzt erst einmal schrecklich, aber tatsächlich baut man seine Muskeln nicht in den sechs Stunden im Gym auf, sondern in der verbleibenden Zeit ohne Training: während du dich erholst, isst oder schläfst.

Die letzte Phase des Trainings ist die Definition der Muskeln. Von dem Begriff »letzte Phase« sollte man sich allerdings nicht täuschen lassen, denn ein Abschluss ist diese Phase nicht, ebenso wenig wie die Phasen davor. Alles ist ein immerwährender Trainingskreislauf. Und diese Phase hängt vor allem mit der richtigen Ernährung zusammen.

Muskeln aufgebaut zu haben ist die eine Sache, dass diese aber auch schön ausdefiniert, also gut zu erkennen sind, eine ganz andere. Hier ist es wichtig, auf einen möglichst geringen Körperfettanteil zu achten. Das bedeutet in der Praxis, dass ein sogenanntes kalorisches Defizit erreicht werden muss, dein Körper also mehr Kalorien über den Tag verbrennt, als du ihm zuführst. Es heißt also fleißig Kalorien zählen. Diejenigen unter uns, die den Kraftsport ernsthaft betreiben, laufen aber deswegen nicht mit der Kalorienwaage unter dem Arm durch die Gegend, wie es irgendwelche Menschen auf Diät gerne machen. Vielmehr planen sie die meisten ihrer Mahlzeiten im Voraus, sodass sie ganz genau wissen, wie hoch die Kalorienaufnahme der Woche oder des Monats sein wird. Und hat man dann einen entsprechend niedrigen Körperfettanteil erreicht, werden die Muskeln unter der Haut auch sehr gut definiert sein, ohne dass eine Speckschicht den Blick auf den Trainingserfolg versperrt.

## Du bist, was du isst

Das Essen ist der entscheidende Faktor: Denn dass du isst, ist wichtig, aber was du isst, ist mindestens genauso wichtig. Die richtige Nährstoffverteilung zwischen Proteinen, Fetten und Kohlenhydraten, die

Menge Wasser und der Mikronährstoffhaushalt spielen die entscheidenden Rollen.

Deine Muskulatur besteht zu einem Drittel aus Eiweiß. Wichtig ist deshalb der ausreichende Verzehr von Eiweiß, er entscheidet über deinen Erfolg im Gym. Gut sind hier zum Beispiel Eier, Quark, Haferflocken, aber auch Hülsenfrüchte und Nüsse. Wenn du dagegen hauptsächlich Kohlenhydrate wie Nudeln, Reis oder Brot zu dir nimmst, dann fehlen deinem Körper wichtige Bausteine, sodass ein Muskelaufbau nicht stattfinden kann. Das Gleiche gilt für die übermäßige Aufnahme von Fetten wie Butter, Öl oder allem Frittierten.

Das soll nicht heißen, dass Fett und Kohlenhydrate nicht wichtig wären. Aber auch hierbei geht es um die Qualität der Nährstoffe. Gesättigte Fettsäuren wie in Fleisch und anderen Tierprodukten und schnell verfügbare Kohlenhydrate, wie beispielsweise Zucker und alle Weißmehlprodukte, werden vom Körper in erster Linie zur Energiebereitstellung genutzt. Wenn hier Überschuss entsteht, und das passiert schnell, wird der vom Körper nicht in Energie freigesetzt, sondern als Fett eingelagert. Und genau das will man vermeiden.

Wenn du gezielt Muskelmasse aufbauen willst, musst du zwingend auf ausgewogene Lebensmittel mit einer guten Nährstoffverteilung setzen. Es reicht nicht aus, einfach nur zu pumpen, du musst dich auch mit deiner Ernährung auskennen. Was passiert, wenn du das nicht tust, kannst du sehr gut bei bestimmten Strongman-Wettbewerben beobachten, oder – ein bisschen mehr aus dem Leben – bei Bauarbeitern. Diese Jungs haben durch ihr Training oder ihre tägliche Arbeit teilweise eine unfassbare Power. Trotzdem schieben sie eine Wampe vor sich her und haben am Körper keinen einzigen erkennbaren Muskel, weil sie sich oft nur von Bier und Pommes ernähren. Mit der richtigen Ernährung könnten diese Jungs aussehen wie aus Stein gemeißelt. Da sie aber ihre Nahrung nach dem Kriterium »Hauptsache, energiereich« auswählen, sehen sie so aus, wie sie aussehen.

Ich glaube, jetzt ist ein guter Zeitpunkt, für mein Bootcamp zu werben. Wenn du Interesse am richtigen Training, der richtigen Ernährung und allem anderen hast, was Kraftsport ausmacht, und zusätzlich ein richtiges Massemonster werden willst, dann führt eigentlich kein Weg daran vorbei. Es bietet dir alles, was du brauchst, und ich würde mich freuen, mit dir zu trainieren!

## Supplements

Gute Ernährung ist der Grundstein für alles, was man sportlich erreichen will und erreichen kann. Aber wenn man seinen Körper nicht nur über den Tag bringen, sondern ihn an die Grenzen seiner Leistungsfähigkeit treiben möchte, dann kommt man um Supplements, also Nahrungsergänzungsmittel, nicht herum. Supplements sorgen dafür, dass dein Körper alle wichtigen Nährstoffe hat, die er benötigt. Einige davon kannst du in den benötigten Mengen nicht mit deiner normalen Nahrung aufnehmen.

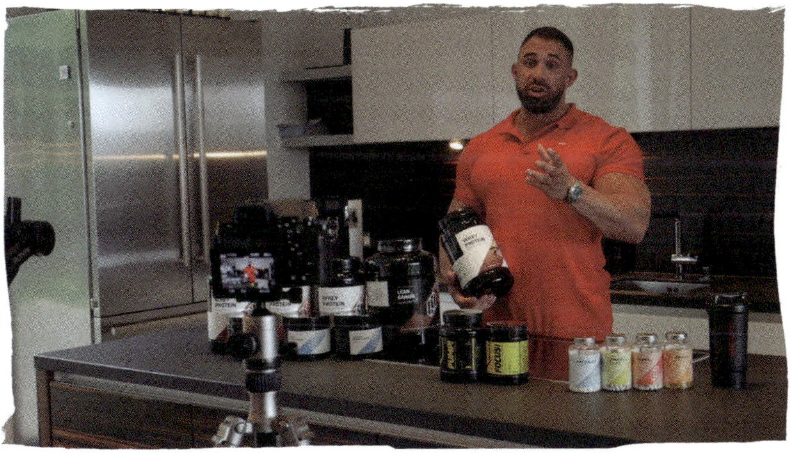

*Auch die richtige Ernährung ist Teil des Kevin Wolter Bootcamps.*

Supplements genießen außerhalb der Sportlerszene einen eher zweifelhaften Ruf. Manche glauben, sie seien schädlich oder bestenfalls völlig überflüssig. Dabei werden wie so oft völlig unterschiedliche Dinge in einen Topf geworfen. Die Supplements, die du als (Kraft-) Sportler zu dir nehmen solltest, haben nichts mit den Multivitamin-Brausetabletten aus dem Discounter zu tun, die zugegebenermaßen tatsächlich einen eher zweifelhaften Nutzen haben. Abgesehen davon nimmst du alle benötigten Nährstoffe, also Vitamine, Proteine, Fette, Kohlenhydrate, Mineralstoffe und Wasser, bei einer halbwegs vernünftigen Ernährung in ausreichender Menge ganz automatisch auf. Zumindest solange du keinen Leistungssport betreibst. Wenn du also deinen ganz normalen Office-Job machst und dazu zweimal die Woche joggen gehst, dann lass dir nichts aufquatschen. Eine ausgewogene Ernährung bietet dir alles, was dein Körper benötigt.

Ich sage es noch einmal: Gesunde Ernährung ist alles! Jemand, der sich nicht ausgewogen ernährt, wird deshalb auch aus den Supplements keinen großen Nutzen ziehen. Supplements sind nämlich nicht dafür da, Defizite in der eigenen Ernährung auszugleichen. Sprich: Muskelwachstum durch Eiweißshakes wirst du nicht erleben, wenn du dich ansonsten nur von Pommes ernährst. Supplements sind NahrungsERGÄNZUNGsmittel, alles klar?

Sportler haben einen deutlich erhöhten Bedarf an bestimmten Nährstoffen, die dabei helfen, den Muskelaufbau zu beschleunigen oder Regenerationsphasen zu verkürzen. Es gibt eine ganze Menge verschiedener Supplements. Jedes enthält ganz bestimmte Nährstoffe, die deinem Körper das bisschen Mehr geben, das er benötigt, wenn du auf einem hohen Level performen willst. Die wichtigsten Nährstoffe sind hierbei:

- Vitamin D
- Omega-3-Fettsäuren
- Magnesium

- Zink
- Koffein beziehungsweise Extrakt aus grünem Tee
- Kreatin
- Whey-Protein
- BCAAs

## Vitamin D

Vitamin D ist das einzige Vitamin, das der Körper selbst bilden kann. Das passiert, wenn Sonnenlicht auf die Haut trifft. Natürlich kann es auch über die Nahrung aufgenommen werden. Das ist aber tatsächlich gar nicht so einfach, denn in ausreichenden Mengen kommt es hauptsächlich in Fisch, Käse, Eiern und Pilzen vor. Davon genügend zu sich zu nehmen, ist vor allem dann schwierig, wenn man beruflich viel unterwegs ist und diese Lebensmittel nicht immer in ausreichender Menge zur Verfügung stehen.

Dazu kommt, dass bedingt durch die Jahreszeiten die Sonne nicht immer für eine ausreichende Vitamin-D-Bildung im Körper sorgt. Im Herbst und im Winter passiert es schon mal, dass man die Sonne praktisch gar nicht zu Gesicht bekommt, wenn man morgens im Dunklen zur Arbeit fährt und abends im Dunklen wieder zurückkommt. In solchen Fällen kann die Einnahme von Vitamin-D-Supplements absolut sinnvoll sein. Da Vitamin D zu den fettlöslichen Vitaminen zählt, solltest du aber darauf achten, dein Nahrungsergänzungsmittel immer in Kombination mit einer Fettkomponente zu dir zu nehmen. Ansonsten winkt dein Körper das Vitamin D einfach ungenutzt durch, ganz gleich, in welchen Mengen du es zu dir genommen hast.

## Omega-3-Fettsäuren

Omega-3-Fettsäuren fördern nicht nur den Muskelaufbau und wirken entzündungshemmend, sie steigern auch die Hirnfunktion. Das hat sie auch bei Nichtsportlern bekannt und beliebt gemacht. Die ersten beiden Wirkungsweisen – der Muskelaufbau und das Hemmen von Entzündungen – sind maßgeschneidert für Leistungssportler, gerade Kraftsportler. Denn vor allem in diesem Bereich hat man es immer wieder mit Verletzungen zu tun, die sich bei mangelnder Omega-3-Einnahme sehr schnell und sehr heftig entzünden können. Das Omega-3 wirkt nicht selbst direkt entzündungshemmend, sondern der Körper bildet aus den Fettsäuren Eicosapentaensäure (EPA) und Docosahexaensäure (DHA) entzündungshemmende Botenstoffe. Diese essenziellen Fettsäuren können nicht vom Körper selbst hergestellt werden und müssen über die Nahrung aufgenommen werden.

Aber auch Menschen, die nicht täglich Gewichte stemmen, sollten auf ein ausreichendes Maß an Omega-3-Fettsäuren achten: Denn, wie gesagt, steigern sie auch die Gehirnfunktion. Das Gehirn besteht zu Teilen aus Wasser, hauptsächlich jedoch aus Fett. Ein knappes Drittel der Trockenmasse des Hirns ist die schon genannte DHA. Deswegen liegt es auf der Hand und ist längst von Ärzten und Wissenschaftlern bestätigt, dass man seinem Körper regelmäßig diese Omega-3-Fettsäure zuführen sollte, um die mentale Leistungsfähigkeit zu erhalten und zu steigern. Die ideale Omega-3-Quelle ist Fisch, besonders Makrele, Hering und Lachs. Sehr gut verarbeitet werden kann neben den Ölen dieser Fische jedoch auch das sogenannte Krillöl. Dieses enthält pures DHA und daneben EPA, sodass beides nicht erst vom Körper gebildet werden muss. Auch Krillöl ist als Supplement zu bekommen und jeder, der geistige und vor allem körperliche Höchstleistungen bringen will oder muss, sollte darauf zurückgreifen.

Von Fischölkapseln, denen man im Drogeriemarkt immer mal wieder begegnet, rate ich dagegen dringend ab. Sie sind nichts weiter als Marketing. Nicht nur, dass sie einem gesunden Menschen, der sich normal ernährt, absolut nichts bringen. Sie können auch Blähungen, Durchfall und andere unschöne Nebenwirkungen verursachen, wenn man zu viele von den Dingern nimmt oder an welche von fragwürdiger Qualität gerät. Vom fischigen Beigeschmack möchte ich gar nicht erst sprechen.

Omega-3-Fettsäuren sind also der absolute Hammer für den Muskelaufbau, die Entzündungshemmung, die Gehirnleistung und haben extrem positive Auswirkungen auf die Konzentrationsfähigkeit.

## Magnesium

Magnesium ist ein Mineralstoff, der für den Körper überlebenswichtig ist. Er ist am Energiestoffwechsel und der Muskel- und Nervenfunktion beteiligt, weswegen Mutter Natur dafür sorgt, dass wir ganz von selbst genügend davon in der Nahrung finden. Magnesium in hoher Menge enthalten vor allem Vollkornprodukte, Haferflocken, Naturreis, grünes Gemüse, Nüsse und Hülsenfrüchte. Aber auch andere Lebensmittel wie Bananen oder Himbeeren liefern genügend Magnesium, um gut durch den Tag zu kommen.

Bei Magnesium-Supplements geht es also nicht darum, eine Leistungssteigerung herbeizuführen, indem man dem Körper Magnesium zuführt, das er in der Natur nicht oder nicht in ausreichender Menge vorfindet. Sondern Magnesium nimmt man deshalb, um einen kurzfristigen Mangel auszugleichen. Wenn ihr euch also wohlfühlt und im Gym alles rundläuft, dann werdet ihr von Magnesium-Supplements absolut nichts haben. Einen wirklichen Mangel an Magnesium lässt euch der Körper dagegen schnell in Form von äußerst unangenehmen Muskelkrämpfen spüren. In solchen Fällen solltet ihr tatsächlich auf Supplements zurückgreifen, da euch damit das fehlende Magnesium schneller und direkter zugeführt wird, als wenn ihr euch mit krampfenden Waden zur Salatbar schleppt und dort mit schmerzverzerrtem Gesicht darauf wartet, dass der Körper sich das Magnesium aus der Nahrung holt.

Ein echter Magnesiummangel ist in Deutschland wirklich sehr selten und meist die Folge einer dramatischen Mangelernährung. Wer sich so grottig ernährt, dass er über zu wenig Magnesium verfügt, der ist in der Regel auch in keinem Gym anzutreffen, sondern eher auf der Couch. Oder im Krankenhaus. Deswegen bedeutet ein Muskelkrampf auch nicht zwangsläufig, dass ein Magnesiummangel vorliegt. Krämpfe können die verschiedensten Ursachen haben und gerade im Bereich des Kraftsports sind meist eher zu wenig Flüssigkeit, eine Überforderung der Muskeln oder übermäßiges Schwitzen die tatsächlichen Übeltäter. Wenn ihr also Krämpfe im Bizeps habt, weil ihr an eurem ersten Tag bei McFit versucht, die 200-Kilo-Hantel anzuheben, dann ist nicht der Magnesiummangel schuld.

Grundsätzlich gilt aber, wenn ihr regelmäßig Muskelkrämpfe habt, ob beim Training oder auf der Couch: Fragt einen Arzt, was Sache ist, und doktert nicht selbst mit Supplements an euch herum.

## Zink

Zink gehört zu den essenziellen Spurenelementen. Das bedeutet, dass es sich hierbei um ein chemisches Element handelt, das nur in geringer Konzentration vorkommt, für den menschlichen Körper und seinen Stoffwechsel jedoch unentbehrlich ist. Zink übernimmt im Körper eine ganze Menge unterschiedlicher Aufgaben. So ist es beispielsweise von wichtiger Bedeutung für den Zucker-, Eiweiß- und Fettstoffwechsel. Außerdem ist es am Aufbau der Erbsubstanz sowie beim Zellwachstum beteiligt und wird vom Immunsystem benötigt.

Supplements sind in diesem Fall für Sportler besonders sinnvoll, denn Zink wird bei großer Anstrengung über den Schweiß ausgeschieden. Über die Nahrung lässt sich Zink am besten durch Rindfleisch, Hülsenfrüchte, Vollkornprodukte oder Garnelen aufnehmen. Der Vollständigkeit halber erwähne ich auch, dass Austern eine ordentliche Portion

Zink enthalten. Aber ich persönlich verstehe jeden, der diese ekligen, widerlichen Dinger nicht essen will.

Supplements können auch hier hilfreich sein, um einen kurzfristigen Mangel an Zink auszugleichen oder ihm vorzubeugen.

## Koffein beziehungsweise Extrakt aus grünem Tee

Die Wirkung von Koffein kennt jeder, der morgens ohne eine Tasse Kaffee nicht in Fahrt kommt. Es muntert auf, belebt und hebt die Stimmung. Genau diese Eigenschaften machen Koffein für Sportler und Nichtsportler gleichermaßen interessant. Koffein wird fast vollständig vom Körper aufgenommen und gelangt sehr schnell ins Gehirn. Dort wirkt es direkt auf die Hormone Noradrenalin, Adrenalin und Dopamin, die für ihre schmerzhemmende und anregende Wirkung bekannt sind. Koffein vor dem Sport ist deswegen absolut zu empfehlen. Als Supplement vor dem Training hilft es, das eigene Potenzial während der Einheiten voll auszuschöpfen.

Wer keinen Kaffee mag oder mit Koffein nicht gut zurechtkommt, für den gibt es eine Alternative: Grüntee-Extrakt. Die darin enthaltenen Pflanzenstoffe – Catechine – leisten beinahe dieselbe Arbeit im Körper wie das Koffein.

## Kurzer Exkurs: Energydrinks

Vielleicht denkst du jetzt, dass du auf Kaffee und Tee nicht angewiesen bist, weil du ohnehin den ganzen Tag Energydrinks ballerst? Dann lass dir sagen, dass du dir damit eine Menge deines hart erarbeiteten Trainingserfolges selbst wieder einreißt. Das Zeug ist flüssiger Sondermüll.

Gerade die Fraktion der übermotivierten Anfänger kann man immer wieder dabei beobachten, wie sie im Gym nach jeder Trainingseinheit eine Dose Red Bull auf ex trinken. Die Typen glauben ernsthaft, sie täten ihrem Körper damit einen Gefallen. Tut das nicht, das Zeug taugt nix!

Energydrinks bestehen aus Wasser, Zucker oder Süßstoff, Kohlensäure, Koffein oder Guaraná, Taurin, Glucuronolacton, Inosit, dazu aus künstlichen Vitaminen, künstlichen Aromastoffen, künstlichen Farbstoffen und künstlichen Mineralstoffen. Die Zutatenlisten der verschiedenen Hersteller unterscheiden sich kaum voneinander. Es spielt also keine Rolle, ob du dir einen Marken-Energydrink reinknallst oder die 1,5-Liter-Pulle aus dem Discounter.

Das Beste an dem Zeug ist das enthaltene Wasser, wobei das Wasser in Energydrinks in den meisten Fällen Leitungswasser ist. Das ist zwar nicht ungesund, aber doch nährstoffarm, was euch beim Training eher nichts nützt. Mineralwasser wäre in dem Fall ideal, aber das findet sich in den allerwenigsten Energydrinks. Dazu kommen dann Zucker oder Süßstoff. Beides sorgt erst mal für schnell verfügbare Energie. Allerdings ist die Zuckermenge viel zu hoch. Das hat zur Folge, dass ihr nach eurer Dose mit Heißhunger und extremen Schwankungen des Blutzuckerspiegels zu kämpfen habt. Wie hoch der Zuckeranteil dieser Energydrinks ist, wird seit Jahren immer wieder wissenschaftlich getestet, und er liegt je nach Hersteller zwischen 11 und 16 Prozent. Das bedeutet, dass im schlimmsten Fall 26 Stück Würfelzucker in einem Getränk enthalten sind. Allein deswegen solltet ihr die Finger von dem Zeug lassen. Oder würdet ihr jemandem, der sich in der Hochphase seines Trainings befindet und sich den ganzen Tag über nichts gönnt außer gedünstetem Putenfleisch und Reis, empfehlen, sich nach dem Training 26, 52 oder 78 Stück Würfelzucker reinzuhauen? Ihr könnt euch denken, wie sich das auf den Muskelaufbau auswirkt. Oder eher: nicht auswirkt.

Süßstoff macht die ganze Sache auch nicht besser. Zwar nehmt ihr in diesem Fall keine Kalorien zu euch, was tatsächlich ein Vorteil ist, aber im Gegenzug herrscht im Stoffwechsel totale Verwirrung. Eure

Geschmacksnerven registrieren die Süße. Daraufhin stellt sich euer Körper darauf ein, dass nun eine Menge Kalorien zugeführt werden, denn in der Natur sind die allermeisten süßen Nahrungsmittel hochkalorisch. Bleibt diese Kalorienzufuhr jedoch aus, weil ihr einen zuckerfreien Drink hattet, dann wird sich euer Gehirn irgendwann auf die neue Situation einstellen, dass Geschmack und Kalorien nicht zwangsläufig zusammenhängen. Als Folge wird euer Körper Sättigungsreize in Zukunft deutlich langsamer verarbeiten und ihr bekommt Heißhungerattacken auf Süßigkeiten. Beides ist für das Training und euer restliches Leben keine Hilfe. Ganz abgesehen davon greifen diese künstlichen Süßstoffe die Magen- und Darmschleimhäute an und manche stehen sogar in dem Verdacht, krebserregend zu sein.

Apropos Magen: Die in Energydrinks enthaltene Kohlensäure reizt den Magen ebenfalls völlig unnötigerweise. Während des Sports kann sie zu Aufstoßen und Sodbrennen führen. Und glaubt mir: Wenn ihr unter einer 150-Kilogramm-Hantel stöhnt, könnt ihr Magensäure, die eure Speiseröhre hinaufgeschossen kommt, als Allerletztes gebrauchen.

Der nächste Punkt auf der Zutatenliste ist Koffein. Es wirkt anregend und kann in Form von Kaffee, Tee oder auch Supplements bedenkenlos in Maßen konsumiert werden. Und genau da liegt das Problem der Energydrinks: Sie enthalten viel zu viel Koffein, was dessen Wirkung in ihr direktes Gegenteil umkehren kann. Ein überhöhter Koffeinkonsum regt eben nicht an und sorgt für mehr Konzentration, sondern führt gerne zu Schlafstörungen, Nervosität, Kopfschmerzen und Übelkeit. Kommt nun noch hartes körperliches Training dazu, dann erhöht sich der Puls durch das Koffein noch stärker, als es sowieso schon der Fall wäre. Das kann unter anderem zu Herzrhythmusstörungen führen.

In der Wirkung ähnlich wie Koffein ist Guaraná. So nennt sich eine Frucht, die in den südamerikanischen Regenwäldern wächst. Sie hebt sich damit hervor, dass eine ihrer Bohnen fünfmal mehr Koffein enthält als eine Kaffeebohne, was echt ein richtiger Knaller ist. Hier ist die Überdosierung von Koffein praktisch schon vorprogrammiert, wofür der Körper sich dann mit Schlafstörungen, Kopfschmerzen und Herzrasen bedankt. Schwangere sollten um Guaraná grundsätzlich einen großen Bogen machen, was ja schon einiges aussagt.

Das berühmte Taurin gilt als der wahre Kern jedes Energydrinks. Es handelt sich dabei um eine Aminosäure, die vom Körper selbst produziert, aber auch über Nahrungsmittel wie Fisch, Fleisch und Milchprodukte aufgenommen werden kann. Durch Taurin wirkt das Getränk belebend und leistungsstärkend, zumindest in der Werbung. Inzwischen liegen eine Menge Studien vor, die belegen, was an der Sache dran ist: nix. Gar nix. Ob man vor dem Training Taurin zu sich nimmt, Omas geheimes Zwiebelpulver oder Zauberbohnen, spielt überhaupt keine Rolle. Der Effekt ist derselbe.

Glucuronolacton ist ein Stoff, den der Körper aus Zucker herstellt und der somit bereits in eurem Stoffwechsel vorhanden ist. Energydrinks wird er beigefügt, weil der Stoff angeblich Müdigkeit bekämpft und die allgemeine Stimmung verbessern soll. Auch das wurde natürlich wissenschaftlich geprüft, und das Ergebnis war dasselbe wie beim Taurin (siehe auch weiter oben: Zauberbohnen).

Inosit ist ein weiterer Stoff, der Energydrinks beigefügt wird, obwohl er im Körper bereits vorhanden ist. Der sogenannte Muskelzucker hat tatsächlich eine stimmungsaufhellende Wirkung und steigert zudem die Nervenimpulse. Jedenfalls so lange, bis er im Zusammenspiel mit Koffein genau diese Eigenschaften wieder verliert. Da sich in Energydrinks ausnahmslos Koffein befindet, ist auch diese Zutat absolut überflüssiger Quatsch.

Zum restlichen Kram, den man in den Energydrinks findet, den künstlichen Vitaminen, den künstlichen Aromen und den künstlichen Farbstoffen, muss man nicht mehr viel sagen. Das ist alles gepanschtes

Zeug aus dem Chemiebaukasten, das nur aus einem einzigen Grund in den Drinks steckt: Es ist billig. Das bedeutet im Umkehrschluss aber nicht, dass die sogenannten natürlichen Aromen besser wären. Auch die werden nämlich künstlich hergestellt, nur eben aus anderen Bestandteilen. Es gibt absolut keinen Grund dafür, etwas mit Erdbeergeschmack zu trinken, das künstlich rot gefärbt und künstlich mit Vitamin C angereichert wurde. Iss einfach Erdbeeren! Der ganze künstliche Kram belastet das gesamte Verdauungssystem, begünstigt oder löst Allergien aus, wirkt entzündungsfördernd, kann das Erbgut schädigen, abhängig machen, Krebs verursachen und so weiter und so fort.

Dieser kleine Exkurs sollte euch nicht die Lust auf Energydrinks verderben, aber er sollte klarstellen, dass ihr Konsum mit Training jeder Art unvereinbar ist. Natürlich habe ich auch schon welche getrunken und lebe noch. Und wer sich am Wochenende mal einen Wodka-Energy gönnt, wird vermutlich auch nicht daran sterben. Aber grundsätzlich macht ja die Dosis das Gift. Und wer glaubt, diese Drinks täten seinem Körper etwas Gutes und würden ihm sogar nutzen, der irrt sich. Das Gegenteil ist der Fall. Im Gym hat das Zeug jedenfalls nichts verloren.

## Kreatin

Auch Kreatin ist ein Stoff, der sowohl vom Körper selbst gebildet als auch mit der Nahrung aufgenommen werden kann. Der Stoffwechsel synthetisiert es durch die Umwandlung der Aminosäuren Glycin, Arginin und Methionin, die hauptsächlich in Fleisch und Fisch enthalten sind. Wie schon bei anderen genannten Nährstoffen hat jeder, der sich ausgewogen ernährt, in der Regel keine Probleme mit einem Mangel an Kreatin. Sportler, insbesondere Kraftsportler, haben allerdings einen erhöhten Bedarf. Denn für den Muskelaufbau und die schnellere Regeneration nach knackigen Trainingseinheiten benötigst du zusätzliches Kreatin in den Muskeln. Dafür sind Kreatin-Supplements absolut ideal.

Ebenfalls Gedanken über Kreatin machen sollten sich alle, die Vegetarier beziehungsweise Veganer sind. Wer kein Fleisch und keinen Fisch isst, dem fehlt diese wichtige Kreatinquelle, weswegen Supplements auch da eine sinnvolle Alternative zum Steak sein können. Es gibt sicher Möglichkeiten, einen Mangel an Kreatin mit vegetarischer oder veganer Nahrung auszugleichen. Aber, so viel Ehrlichkeit muss sein: Damit kenne ich mich nicht aus. Wenn ihr Vegetarier oder Veganer seid, dann steckt ihr sicher sowieso viel mehr im Thema als ich.

## Whey-Protein

Der nächste Punkt ist das absolute Herzstück der Sportlerernährung und ein Wort, das jedem Pumper ein Leuchten in die Augen zaubert: Eiweiß!

Sport ist für die Muskulatur eine extreme Beanspruchung und für das Krafttraining gilt das gleich doppelt. Weil Muskeln zu einem Großteil aus Protein bestehen, benötigt der Körper sowohl für das Wachstum der Muskeln als auch für die anschließende Regeneration Eiweiß. Dafür wiederum braucht unser Stoffwechsel bestimmte Aminosäuren, die er nicht selbst bilden kann, sondern über sehr eiweißreiche Nahrung aufnehmen muss. Auch hier reicht eine ausgewogene Ernährung zum reinen Erhalt der Muskeln vollkommen aus. Wenn du jedoch Leistungssport betreibst oder eben Bodybuilding, dann liegt dein Eiweißbedarf weit über dem, was man mit der normalen Nahrung aufnehmen kann. Hier kommt das Molkeprotein Whey ins Spiel. Dieses Eiweiß ist biologisch sehr wertig, da es sehr effizient in körpereigenes Protein umgewandelt werden kann. Whey ist außerdem leicht verdaulich, weswegen die Aminosäuren dem Körper bereits nach kurzer Zeit für den Muskelaufbau zur Verfügung stehen.

In Whey enthalten sind die Aminosäuren Isoleucin, Leucin, Lysin, Methionin, Phenylalanin, Threonin, Tryptophan und Valin. Diese gehören zu den essenziellen Aminosäuren, die vom Körper nicht selbst gebildet werden können und deswegen über die Nahrung aufgenommen werden müssen. Außerdem enthält Whey auch die semiessenzielle Aminosäure Histidin, die besonders in der Wachstumsphase der Muskulatur und bei Verletzungen eine große Rolle spielt. Whey-Protein ist also ein echter Allrounder, wenn es darum geht, den Körper mit allen notwendigen Aminosäuren zu versorgen, die zur Proteinbildung nötig sind. Gerade zu Beginn des Trainingszyklus sollte man deshalb eine Supplementierung ernsthaft ins Auge fassen.

## BCAAs

Den Abschluss unserer kleinen Supplement-Kunde bilden die BCAAs, die Branched-Chain Amino Acids. Diese verzweigtkettigen Aminosäuren bestehen aus den essenziellen Aminosäuren Leucin, Isoleucin und Valin. Gerade diese Kombination ist für den Körper besonders von Vorteil. Andere Aminosäuren werden über den Dünndarm aufgenommen und anschließend über die Leber weiterverwertet. Die BCAAs gelangen dagegen direkt über den Darm in den Muskel und kommen dadurch sehr viel schneller dort an, wo sie wirken sollen.

Die BCAAs gelten vor allem im Bereich des Kraftsports als einzigartige Energiespender. Zusätzlich verhindert das Leucin den Proteinabbau im Muskel. Wer BCAAs supplementiert, sorgt zudem für eine erhöhte Ausschüttung von Insulin. Dadurch wird mehr Glukose in die Muskelzellen transportiert, und dort in Energie freigesetzt.

Wie schon beim Whey-Protein sind auch die BCAAs gerade für Trainingseinsteiger nicht zu verachten, denn der Muskelaufbau wird durch sie erhöht und das Körperfett reduziert. Aber auch ältere Semester können davon profitieren. Gerade wenn der eigene Körper nicht mehr 20 Jahre alt ist und Muskeln aus diesem Grund nicht mehr ganz so schnell aufgebaut werden, sind BCAAs eine wirklich sinnvolle Unterstützung.

## So wirst du zum Beast!

### *Tipp 8: Denke immer daran, dass du nicht allein bist!*

Immer wieder liest und hört man von Menschen, die sich ganz allein von ganz unten nach ganz oben gekämpft haben. Allen Widrigkeiten und Hindernissen zum Trotz haben sie sich durchgebissen, es allen gezeigt und leben nun in dem Wohlstand, den sie sich hart erarbeitet haben. Gerne wird dann von Selfmade-Millionären gesprochen.

Ich halte das für einen Mythos. Niemand auf der ganzen Welt hat es je ganz allein ohne jede fremde Hilfe zu etwas gebracht. Natürlich gibt es eine Menge Leute, die das von sich behaupten, aber wenn man sich die entsprechenden Lebensläufe mal ansieht, dann erkennt man schnell, wie es wirklich um dieses »selfmade« bestellt ist. Im Laufe ihres Lebens hatten diese Menschen immer jemanden, der sie unterstützte, ihnen ganz praktisch geholfen oder auch einfach nur an sie geglaubt und sie auf diese Weise motiviert hat.

Und das ist auch überhaupt nicht schlimm. Menschen sind soziale Wesen, wir können ohneeinander nicht existieren. Und weil es sozusagen in unserer DNA festgelegt ist, mit anderen zu kooperieren und einander zu unterstützen, ist es absolut nicht verwerflich, die Hilfe anderer anzunehmen und auch dazu zu stehen.

Ich weiß natürlich, wie sich das jetzt anhört. Ich hatte selbst viele Jahre das Bild des unzerstörbaren Einzelgängers von mir im Kopf und es hat sehr lange gedauert, bis ich begriffen habe, dass ich mir mit dieser Einstellung nicht nur nicht half, sondern mir sogar schadete. Im Kraftsport hat man es täglich mit muskelbepackten Kerlen zu tun, die alles andere als hilflos wirken. Wenn du dich im Gym umsiehst, dann wird auch dir auffallen, dass die Leute um dich herum nicht unbedingt wie Menschen wirken, die auf die Hilfe anderer angewiesen sind oder diese in Anspruch nehmen würden. Aber vertraue mir: Genau das tun sie. Zumindest, wenn sie wissen, was gut für sie ist.

Dabei geht es jetzt nicht darum, möglichst häufig einen Therapeuten zu besuchen, sondern um viel banalere Dinge. Wenn jemand im Gym oder in der Uni oder im Job schon wesentlich mehr Erfahrung hat als du selbst und diese Erfahrung mit dir teilen will, dann höre ihm oder ihr zu. Niemand schafft nur aus sich selbst heraus etwas wirklich Bedeutendes. Man profitiert immer von den Leistungen und den Erkenntnissen anderer und je unmittelbarer einem diese Erfahrungsschätze zur Verfügung stehen, desto besser.

Auch wenn es darum geht, konkrete Hilfe anzunehmen oder – noch schwieriger – um Hilfe zu bitten, solltest du nicht auf deinen Stolz hören, der dich in solchen Situationen zuverlässig falsch berät. Hilfe anzunehmen und Hilfe zu erbitten ist ein wichtiger Bestandteil dessen, was uns Menschen überhaupt ausmacht. Sich am Versagen anderer zu erfreuen ist armselig, anderen Unterstützung zu verweigern ebenso. Darauf kann man sich schnell einigen. Und wenn das so ist, dann bedeutet das im Umkehrschluss, dass es eben kein Zeichen von Dummheit oder Schwäche ist, andere Menschen um Hilfe zu bitten. Ich spreche da aus eigener Erfahrung. Die besten Abschnitte meines Lebens haben immer dann begonnen, wenn ich um Hilfe gebeten oder Hilfe zugelassen habe.

Ohne die Unterstützung und Hilfe meines Vaters hätte sich mein Leben völlig anders entwickelt. Ohne meine Kameraden und Ausbilder bei der Bundeswehr wäre ich nicht der, der ich heute bin. Ohne meine Therapeutin erst recht nicht. Und auch ohne meine Geschäftspartner, die in vielen Bereichen viel, viel fitter sind, als ich es bin, wäre ich ebenso wenig dort, wo ich heute stehe.

Also, wenn du wirklich etwas erreichen willst, ganz egal, in welchem Bereich, dann glaube nie, dass du es allein schaffen kannst. Das ist ein Irrtum. Suche dir Hilfe, wenn du sie brauchst, und lass dir helfen. Es gibt kein »selfmade«.

# Nachwort

Das war also mein Leben, zumindest bis jetzt.

Ich hoffe, dass ich nichts vergessen und alles so erzählt habe, dass ihr es halbwegs nachvollziehen konntet. Mir war dieses Buch deshalb wichtig, weil ich versuchen wollte, euch näher an mich heranzulassen, euch von mir und meiner Geschichte zu erzählen. Und vielleicht trägt es ja dazu bei, dass ihr mich hie und da ein bisschen besser versteht, wenn ich gelegentlich Dinge sage oder mache, die auf den ersten Blick nicht ganz logisch erscheinen.

Viele der Entscheidungen, die ich in meinem bisherigen Leben getroffen habe, waren falsch. Manchmal habe ich unbewusst die falsche Entscheidung getroffen, manchmal weil ich es einfach nicht besser wusste. Oft habe ich mich allerdings mit voller Absicht für den falschen Weg entschieden. Aber auch da muss ich aus heutiger Sicht sagen, dass ich diese Entscheidungen nicht bereue. Mir tut es natürlich um die Menschen leid, die ich enttäuscht, gequält oder verletzt habe. Aber dieser Weg war der, der für mich bestimmt gewesen zu sein schien und der mich zu dem gemacht hat, der ich heute bin.

Ich hatte in meinem Leben sehr viele Höhen und noch mehr Tiefen. Aber wenn ich eines aus alldem gelernt habe, dann, dass man immer das eine Mal öfter aufstehen muss, als man hinfällt. Es gibt immer Momente, in denen man verzweifelt ist oder denkt, dass sich die ganze verdammte Welt gegen einen verschworen hat. Aber das darf niemals ein Grund dafür sein, liegen zu bleiben. Denn egal, wie hart es euch trifft, ihr seid nicht allein.

Vielleicht gibt es in den dunkelsten eurer Stunden nicht gleich jemanden, der euch hilft. Aber seid euch sicher, es gibt immer jemanden, dem es genauso dreckig geht wie euch selbst. Deswegen glaubt niemals, dass ihr mit irgendeinem Problem allein seid. Und vor allem glaubt niemals, dass euch eure Sorgen, Probleme und Macken zu einem schlechteren Menschen machen. Das tun sie nicht, im Gegenteil. Sie sind noch nicht einmal eure Schwächen.

Euer Job ist es, dafür zu sorgen, dass euch eure Probleme nicht auffressen und Kontrolle über euch bekommen. Also sucht euch immer Hilfe, wenn ihr mit Problemen nicht zurechtkommt. Das kann durchaus professionelle Hilfe sein. Denn genau so, wie es keine Schande ist, zum Arzt zu gehen, wenn ihr eine Lungenentzündung habt, genauso wenig ist es eine Schande, sich therapeutische Hilfe zu suchen, wenn über euren Gedanken dunkle Wolken schweben, die einfach nicht verschwinden wollen. Ihr werdet diesen Schritt niemals bereuen. Vertraut mir, liebe Freunde!

Also, geht raus, glaubt an euch selbst und rasiert alles, denn die Power dafür habt ihr, auch wenn euch das nicht immer bewusst ist. Verwandelt eure vermeintlichen Schwächen in eure Stärken und steht immer wieder auf.

Bleibt mir treu und vor allem: Bleibt euch selbst treu.

Wir sehen uns!

Kevin